Thomas Ritter

Healing Sticks

Das tibetische Buch der Heilung
Energie aus dem Himalaya

Thomas Ritter

Healing Sticks

Das tibetische Buch der Heilung

Energie aus dem Himalaya

„Healing Sticks – Das tibetische Buch der Heilung"
3. Auflage August 2015

Ancient Mail Verlag Werner Betz
Europaring 57, D-64521 Groß-Gerau
Tel.: 0049 (0) 61 52/5 43 75, Fax: 00 49 (0) 61 52/94 91 82
www.ancientmail.de
Email: wernerbetz@t-online.de

Bibliografische Information der Deutschen Nationalbibliothek: Die Deutsche Nationalbibliothek verzeichnet diese Publikation in der Deutschen Nationalbibliografie; detaillierte bibliografische Daten sind im Internet über http://dnb.dnb.de abrufbar.

Umschlaggestaltung: Tina Gähler/Heinz Leddin
Druck: WirmachenDruck GmbH, D-71522 Backnang

ISBN 978-3-935910-63-7

Wichtiger Hinweis – Bitte unbedingt beachten.

Autor und Verlag übernehmen keinerlei Verantwortung für die Wirksamkeit der im Buch beschriebenen Behandlungen. Diese stellen ebenfalls keinerlei Heilungsversprechen dar. Grundlage der Behandlungen mit alternativer Medizin wie den tibetischen Heilstäben sind die gültigen gesetzlichen Regelungen des Landes, in dem der jeweilige Heiler praktiziert. Diese einschlägigen Gesetze sind einzuhalten. Eine Anwendung der beschriebenen Behandlungen ersetzt unter keinen Umständen die Konsultation eines Arztes. Eine Haftung des Autors, des Verlags oder seiner Beauftragten für eventuelle Personen- Sach- oder Vermögensschäden ist ausgeschlossen.

Om Mani Padme Hum.

Mein Segen ist stets mit Dir.

Besiege die Finsternis in Dir und finde Gott in Deinem Herzen.

Rigden Jyepo

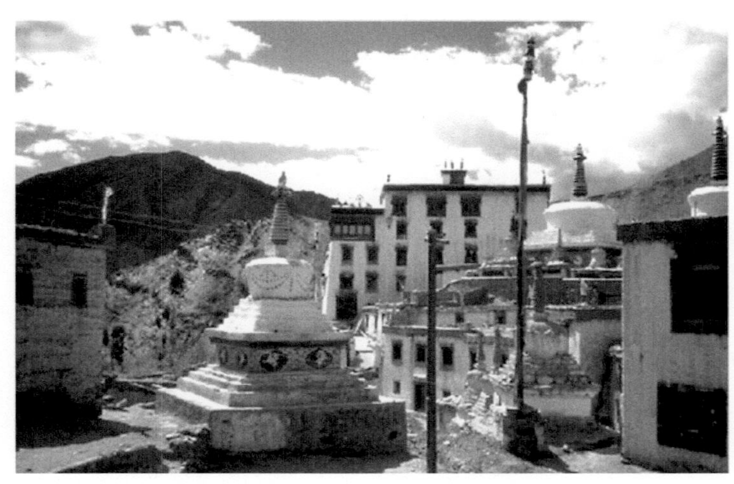

Abb. 1· Kloster in Ladakh.

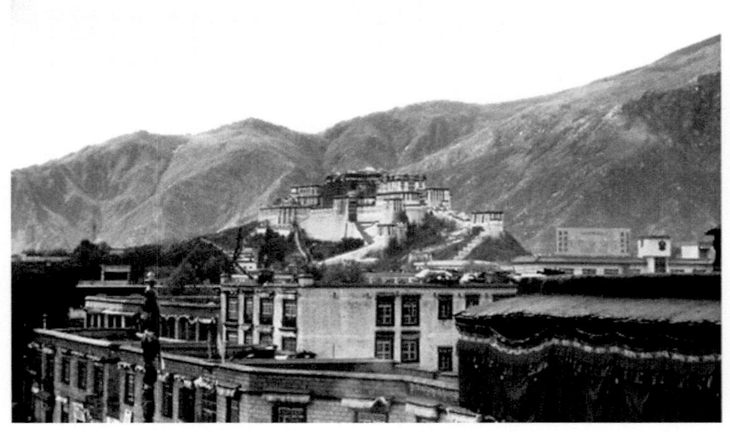

Abb. 2· Morgen über Lhasa.

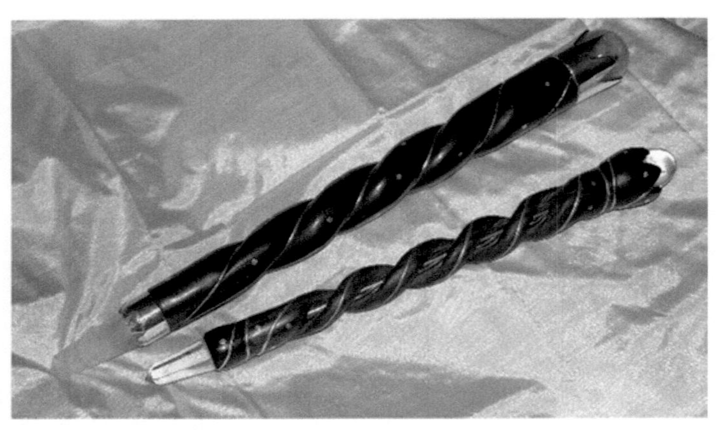

Abb. 3. Tibetische Heilstäbe.

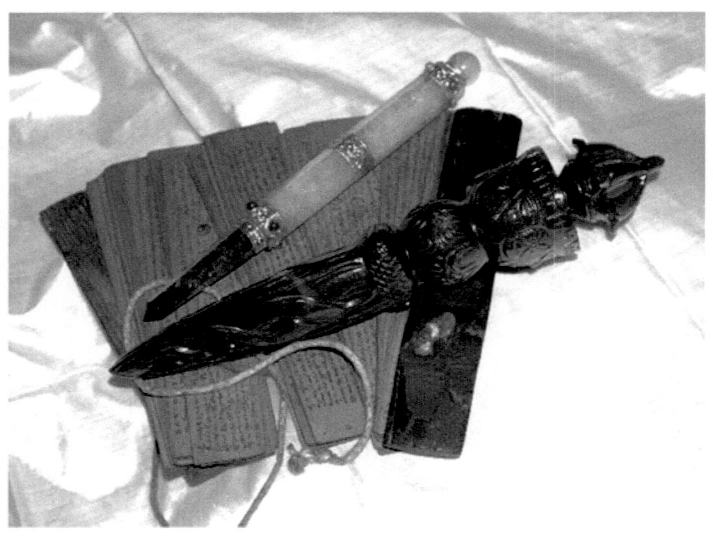

Abb. 4. Tibetische Heilstäbe und Palmblätter.

Inhaltsverzeichnis

Shambhala – Leuchtendes Land

„Es war wahrhaftig ein seltsamer, fast unglaublicher Anblick. Eine Gruppe bunt bemalter Pavillons klammerte sich an den Berghang ... wie Blumenblätter, die sich an einem Felszacken verfangen haben. Herrlich und unvergleichlich. Eine erhabene Empfindung trug den Blick aufwärts von milchblauen Dächern zu der grauen Bastion darüber ... Und darüber wieder – eine blendende Pyramide – erhoben sich die Schneeflanken der Berge".

James Hilton „Lost Horizon"
(Der verlorene Horizont, 1933)

Aus dem modernen Leben sind Kristalle einfach nicht mehr wegzudenken. Sie bilden als „Chips" das Herzstück unserer Computer. Quarzuhren funktionieren allein durch die Schwingung des Quarzes. Für den menschlichen Körper sind die Schwingungen der Kristalle ebenfalls nicht ohne Bedeutung. Die Chinesen entwickelten schon vor 5.000 Jahren durch das Auflegen von Edelsteinen auf erkrankte Körperteile eine der ältesten Heilmethoden. Auch Ägypter, Römer und Griechen erkannten die schützenden und heilenden Wirkungen von Kristallen. Das Wissen der Menschen über die natürlichen Heilkräfte der Steine hat Jahrtausende überdauert.

Sie sollen aus den klaren Wassern des Paradieses entstanden sein, tief eingebettet im Erdinnern, über Millionen von Jahren dem gewaltigen Druck von Erd- und Gesteinsmassen ausgesetzt, mit magnetischen Strahlkräften ausgestattet, von Gnomen und Elfen bewacht – so werden in Sagen und Legenden die schönsten Kleinode unserer Erde, die Edelsteine, beschrieben. Wenn man aber bedenkt, dass die kostbarsten Steine, wie etwa Diamant, Rubin, Saphir, Smaragd oder Amethyst aus so einfachen

Grundelementen wie Kohlenstoff, Tonerde, Kieselsäure, Kalk und Magnesium bestehen, ist dies schon ein Wunder an sich.

Die Lehre von der wundertätigen Kraft dieser Steine ist so alt wie die menschliche Zivilisation. Bereits Babylonier und Assyrer kannten heilende Tinkturen aus Edelsteinen. Genaue Anleitungen zur Zubereitung von Edelsteinmedikamenten in Form von Elixieren, Pulvern, Pasten und kompliziert herzustellenden Oxiden enthält die altindische Ayurveda, die „Wissenschaft vom langen Leben“.

Priester, Medizinmänner, Schamanen und Könige trugen mächtige Edelsteine als Symbole ihrer spirituellen oder weltlichen Autorität. Der Stein am Ring an der Hand des Priesterkönigs, die Edelsteine in seiner Krone und die Kristalle an seinem Ritualgewand waren nicht nur für die ihn umgebenden Menschen ein äußeres Zeichen, dass er mit den geistigen Mächten in ständigem Kontakt stand. Sie stellten auch für ihn persönlich ganz konkrete Hilfsmittel zur Kommunikation mit jenen Kräften dar. Aus diesem Grund wurden im Mittelalter die Kirchenräume, Reliquiare und das Altargerät ebenfalls reichlich mit den „Augen Gottes“ versehen.

Eines der bekanntesten Beispiele für die Anwendungsbereiche von Edelsteinen im Mittelalter ist die Kristall-Medizin der heiligen Hildegard von Bingen (1098 – 1179). Ihre Schriften, die damals wenig Beachtung fanden, erfreuen sich heute wachsender Beliebtheit. Kristalle werden aber nicht nur in der alternativen Medizin benutzt. Die moderne westliche Schulmedizin verwendet etwa Rubine in chirurgischen Lasern, um Gallensteine zu zertrümmern.

Eine bis heute im Westen kaum bekannte Form der Heilung mit Kristallen stammt aus dem Himalaja. In Tibet und Ladakh benutzen bis in unsere Zeit Priester, Mönche und Schamanen ganz besondere Heilstäbe, die aus Kristallen gefertigt sind. Diese uralte Kunst des Kristallheilens soll ursprünglich im legendären Reich von Shambhala beheimatet gewesen sein. In frühen buddhistischen Schriften taucht dieser Ort unter dem Namen Chang Shambhala auf, und wird als Quelle antiker Weisheit beschrieben. Das Wissen um seine Existenz war einstmals in Asien weit verbreitet. Aus China ist überliefert, dass es im Kunlun-Gebirge ein Tal geben soll, wo Unsterbliche in absoluter Harmonie leben. Indische Legenden berichten von Kalapa, einem Ort, an dem vollkommene Menschen zu Hause sein sollen. Aus dem alten Russland sind Berichte bekannt, nach denen man nur den Weg der Tataren in die Mongolei zurückverfolgen müsse, um nach Belovodye zu gelangen, wo heilige Menschen – getrennt vom Rest der Welt – im Land der Weißen Wasser leben.

Den Bewohnern dieser Reiche wird ebenso wie den Meistern aus Shambhala neben einem hohen moralischen und gesellschaftlichen Entwicklungsniveau vor allem eine außergewöhnliche spirituelle Reife nachgerühmt. Sie war auch der Grund dafür, dass die Bewohner Shambhalas eine Heilkunst entwickeln konnten, welche die Kenntnis von der Wirkung der einzelnen Kristalle einschloss.

In jedem Stein befinden sich nämlich Kristalle, auch wenn es auf den ersten Blick bei den meisten Gesteinen nicht so aussieht. Lediglich in großen Kristallen, wie Bergkristall, Amethyst oder Granat ist deren Kristallform sichtbar. Doch auch jeder unscheinbare Stein enthält mikroskopisch kleine Kristallgitter, die aus vielen Molekülen und Atomen bestehen.

Durch den Aufbau der Atome und Moleküle können Kristalle Energien umwandeln und daher auch den Energiefluss im menschlichen Körper positiv unterstützen.

Die Physik ist dabei, mit wissenschaftlichen Methoden nachzuweisen, dass feste Materie im Grunde eine Illusion ist. Denn die Atome, aus denen sich die Materie zusammensetzt, bestehen fast nur aus leerem Raum. Auch die Protonen, Neutronen und Elektronen werden nach jüngsten Forschungen nicht von fester Materie gebildet, sondern aus Energiewolken, die im Wesentlichen „leer" sind.

Feste Materie ließe sich demnach auch beschreiben als Bewegung im leeren Raum. Diese Bewegung ist eine Schwingung. Die unterschiedliche Zusammensetzung der Atome führt zu unterschiedlichen Arten von Schwingungen, Diese unterscheiden sich von denen des Lichts, der Töne oder elektromagnetischen Wellen.

Ein solches Schwingungsmuster kann nun als Information mit einem spezifischen Inhalt aufgefasst werden, die vom jeweiligen Objekt ausgeht, und etwa von Menschen wahrgenommen werden kann.

Übertragen auf die Edelsteine bedeutet dies, dass jeder Stein eine Information abstrahlt, die der Mensch zu verschiedenen Zwecken nutzen kann. Da Edelsteine niemals negativ gepolt sein können, verhelfen ihre energetisch positiven Felder bei der Beseitigung von Krankheiten und Disharmonien. Dabei geht es vor allem um das Erkennen des eigenen Entwicklungspotenzials, um die Klärung von Gedanken oder Gefühlen und um die Linderung körperlicher Beschwerden.

Die Heilung einer Krankheit wird aber nicht vom Edelstein selbst bewirkt, indem er etwa in körperliche Vorgänge eingreift. Der Stein liefert dem Körper lediglich eine bis da-hin fehlende Information. Paracelsus, der große Arzt der Renaissance, schrieb, wer mit Kristallen arbeite, müsse „alles korrekt beobachten und das, was war, lernen und verstehen."

Diese Sichtweise ist auch die Grundlage der Kristallheilkunst aus Shambhala. Zu allen Zeiten hat es Menschen gegeben, denen es vergönnt war, in dieses verborgene Reich der Rishis oder Mahathmas – der „Großen Seelen" – wie diese Wesen insbesondere in der theosophischen Literatur bezeichnet werden, vorzudringen. Zu den bekanntesten Forschern, denen dieser Schritt gelang, zählt die Familie Roerich. Nicholas Roerich, ein begnadeter russischer Maler, Philosoph und unermüdlicher Arbeiter für einen wahrhaft weltumspannenden Frieden, seine Frau Helena – Medium für den Rishi oder Meister Morya – sowie ihr gemeinsamer Sohn George, der später Professor an der renommierten Yale-Universität wurde, unternahmen in den Jahren 1925 bis 1928 eine groß angelegte Expedition durch Indien, China und die Mongolei bis zu den Grenzen von Tibet. Im Ergebnis dieser Reise veröffentlichten die Roerichs mehrere Bücher – eines trug den Namen „Shambhala".

Für Nicholas Roerich war Shambhala das Symbol des kommenden Weltfriedens und der Aufklärung. Alles, was er auf seiner Expedition in Indien, China und der Mongolei aus erster Hand lernte, integrierte er in seine eigene Weltanschauung. Die Expedition der Roerichs hatte eine tiefe spirituelle, vielleicht sogar magische Dimension. Über das Ziel seiner Suche notierte Nicolas Roerich in seinem Reisetagebuch:

„Shambhala selbst ist der heilige Ort, an dem sich die irdische Welt mit den höchsten Bewußtseinszuständen verbindet. Im Osten weiß man, dass es zwei Shambhalas gibt – ein irdisches und ein unsichtbares. Es ist viel über

den Ort des irdischen Shambhala spekuliert worden. Gewisse Anzeichen verlegen diesen Ort in den extremen Norden, indem sie erklären, dass die Strahlen der Aurora Borealis die Strahlen des unsichtbaren Shambhala sind. Dies ist so jedoch nicht zutreffend. Das irdische Shambhala liegt nur von Indien aus gesehen nördlich. Daher ist es im Himalaja, im Pamir und Turkestan oder der zentralen Gobi zu suchen.“

In seinen Schriften verband Roerich die Idee Shambhalas wiederum mit den Überlieferungen, die von den Rishis oder Mahathmas berichten, und außerdem mit der Idee des unterirdischen Reiches von Agartha. Den Überlieferungen zufolge, mit denen die Roerichs in Indien und China in Berührung kamen, existiert unter den Plateaus von Zentralasien ein ausgedehntes Höhlensystem. Diese gewaltigen unterirdischen Kavernen werden noch heute durch das Volk der Chud von Agartha bewohnt, schrieb Roerich. In ganz Asien war er auf Erzählungen über diesen friedlichen und hochzivilisierten Stamm gestoßen. Die Chud waren durch Angriffe kriegerischer Nachbarn gezwungen worden, unterirdisch Schutz zu suchen.

Rigden-Jyepo, den Herrscher Shambhalas, betrachtete Nicholas Roerich als Boten einer Neuen Epoche, der zur Zeit eine unbesiegbare Armee für den Kampf gegen die Mächte der Finsternis vorbereitet. Roerich identifizierte diesen Herrn der Welt als Maitreya, den Letzten Avatar, welcher das Eiserne Zeitalter – das Kali-Yuga – zu Ende führt und zugleich das neue Krita oder Satya-Yuga – das kommende Goldene Zeitalter eröffnet.

Es existieren durchaus ernst zu nehmende Hinweise darauf, dass Roerichs Expedition bei diesem Wechsel der Zeitalter eine aktive Rolle gespielt hat. Diese Hinweise beziehen sich auf einen geheimnisvollen Stein von einem fernen Stern, der am ehesten mit dem „lapsit exillis" – dem Grals-Stein aus Wolfram von Eschenbachs Parzival-Epos – verglichen werden kann oder mit dem Stein der Weisen aus der westlichen Alchimie. Der größere Teil dieses Steins soll der Überlieferung zufolge in Shambhala verbleiben, während ein anderer Teil rund um den Globus zirkuliert und dabei seine magnetische, also geistige Verbindung mit dem Hauptstein behält. Von diesem wird berichtet, dass er sich auf dem „Turm des Rigden-Jyepo" befinden und von da aus zum Wohle der gesamten Menschheit strahlen soll. Professor George Roerich, der Sohn des Malers, berichtete, dass dieser Stein vermutlich aus dem Siriussystem stammt. Ein Bruchstück des Steins wurde nach Europa geschickt, um bei der Gründung des Völkerbundes zu helfen. Roerichs Expedition soll dann diesen Teil des Steins wieder nach Shambhala zurückgebracht haben. In der Tat beziehen sich einige Gemälde des Chintamani-Zyklus von Nicholas Roerich ganz offensichtlich auf diese geheime Mission.

Den Spuren Roerichs folgend, bereise ich seit August 1998 den Norden Indiens und Tibet. Da sich den Überlieferungen zufolge unter den Plateaus von Zentralasien und im Himalaja jenes gewaltige Höhlensystem verbirgt, dessen Zentrum das irdische Shambhala ist, führten meine Expeditionen unter anderem nach Ladakh in Nordindien. „Klein Tibet", „Mondland" und „letztes Shangri-La" – all diese Namen sind Ladakh verliehen worden, und alle enthalten ein wenig Wahrheit. Geographisch gehört Ladakh zu Tibet und auch sonst ist das Land in Bezug auf seine Bevölkerung und Kultur eine Miniaturausgabe Tibets. Aufgrund der großen Höhe ziehen nur äußerst selten Wolken auf und Regen fällt hier so gut wie überhaupt nicht. Nachts strahlen die Sterne in ungewohnter Brillanz vom ewig klaren Himmel über den geheimnisvollen Bergen. Ladakh ist ein kahles Land. Pflanzen gedeihen nur dort, wo Flüsse aus den Quellen ferner Gletscher oder nach der Schneeschmelze Wasser führen. Ansonsten ist Ladakh so trocken wie die Sahara. Man kann mit Recht von einem letzten Shangri-La sprechen, denn erst Mitte der siebziger Jahre wurde Ladakh für Ausländer zugänglich und erst seit 1979 gibt es Flüge in die Hauptstadt Leh. Das Land ist es allemal wert, die nicht unbeträchtlichen Anstrengungen einer Reise dorthin in Kauf zu nehmen. Der Reisende fühlt sich bei seiner Ankunft auf einen anderen Planeten versetzt, in eine wie zerstört wirkende Landschaft, durch die sich nur ab und an grüne Mäander ziehen, welche die Ufer der seltenen Flüsse markieren. An nackte Felshänge klammern sich uralte Paläste und in den Gompas, den großen Klöstern, wird hier seit Jahrtausenden der buddhistische Glaube gepflegt, und die Erinnerung an Shambhala – das Zentrum der Welt – wach gehalten.

Hier lernte ich auch zum ersten Mal die Edelsteinheilkunst aus Shambhala kennen und schätzen. In den Werkstätten einiger weniger Steinschneidemeister Ladakhs entstehen nach den Anweisungen von Heilern und Schamanen die „Healing Sticks“, wahre Wunderwerke aus Bergkristall, Lapislazuli, Jade und Amethyst. In aufwendigen Zeremonien werden die kristallenen Stäbe dann mit mächtigen heilenden Energien aufgeladen.

Einstmals war dieses Wissen unter Eingeweihten im ganzen tibetischen Hochland verbreitet, doch die Besetzung Tibets durch die chinesische Armee und die nachfolgenden Repressalien löschten dort das Licht dieser antiken Weisheit aus. Lediglich in Ladakh überdauerte die Kristallheilkunst als geheime Wissenschaft bis zum heutigen Tage.

Die dazu genutzten Edelsteine werden in vielfältiger Weise angewendet. Am einfachsten ist wohl das Tragen in Form eines Anhängers oder Ringes. Edelsteine können aber auch für begrenzte Zeit auf bestimmte Regionen des Körpers oder unter das Kopfkissen eines Bettes gelegt werden. Größere Edelsteine werden im Raum aufgestellt oder in der Meditation betrachtet. Ihre spezifischen Resonanzen übertragen Energie auf den Menschen. Insbesondere die Healing Sticks sind in der Meditation äußerst hilfreich, da sich mit ihrer Hilfe die körpereigenen Chakren öffnen und reinigen lassen.

Jeder Edelsteinstab kann zur Heilung mehrerer körperlicher, seelischer oder mentaler Probleme angewendet werden. Ein Kristallheilstab aus Rosenquarz zum Beispiel symbolisiert bedingungslose Liebe. Er löst Blockaden sanft auf. Wenn Du Dich nicht selbst lieben kannst, bringt Dir dieser Kristall Vergebung und Selbstakzeptanz. Er kann Dir ebenso helfen, einen Seelengefährten zu finden. Bei Schlafstörungen bringt der Heilstab Hilfe, wenn Du ihn neben das Bett oder unter das Kopfkissen legst. Aber auch bei Schmerzen kann ein Kristallstab aus Rosenquarz beruhigend und lindernd wirken. Lege den Kristallstab mit der Spitze, dem „Pluspol" des Stabes, auf die betroffene Stelle, damit er in seiner kühlenden Eigenschaft die Schmerzen absorbieren kann, und sanfte Energien abgibt. Ebenso zählen Heilstäbe aus tiefblauem Lapislazuli zu den kühlenden und beruhigenden Kristallen. Ein solcher Heilstab kann bei Kopfschmerzen oder Migräne angewandt werden. Eine ähnlich lindernde Wirkung haben Kristallstäbe aus Amethyst, Bernstein oder Türkis.

Jeder Kristall verfügt über ganz spezifische Eigenschaften. Einige dieser Merkmale hat eine ganze Kristallfamilie gemeinsam, andere sind bestimmten Kristallen vorbehalten. Die größte Kristallfamilie ist der Quarz, der auf jedem Kontinent zu finden ist. Klarer Quarz sandte die ersten Radiowellen aus. Quarz gilt außerdem als vorzüglicher Heilstein.

Die Kunst der „Healing Sticks“ aus Shambhala besteht darin, verschiedene Kristalle miteinander so zu kombinieren, dass sich ihre jeweiligen Eigenschaften ergänzen und unterstützen. So entsteht durch das Zusammenfügen der unterschiedlichen Kristalle ein Werkzeug, das durch seine eigenen Schwingungen bereits in der Lage ist, positiv auf den Energiehaushalt des Menschen einzuwirken. Darüber hinaus potenziert es etwa die mentalen Kräfte von Geistheilern. Es gibt außerdem noch Kombinationen von Kristallen mit alchimistischen Flüssigkeiten, die nach geheimen Rezepten hergestellt werden, und als besonders wirkungsvoll gelten.

An dieser Stelle will ich einige mögliche Kombinationen von Edelsteinen in Kristallheilstäben und ihre Wirkung aufführen:

- Rosenquarz und Rosa Karneol: Rosenquarz steht für Liebe und hilft bei Schlafstörungen. Rosa Karneol fördert die Zuneigung zwischen Eltern und Kindern.
- Lapislazuli und Saphir: Lapislazuli ist wirksam bei Migräne. Saphir lindert beispielsweise tiefe Depressionen.
- Tigerauge und roter Jaspis: Tigerauge stärkt das Selbstbewusstsein. Roter Jaspis fördert die Traumerinnerung und stärkt den Kreislauf.

Die Kristallheilstäbe nehmen Energien aus der Umgebung auf. Wenn Du einen Heilstab erwirbst, ist er schon von vielen Einflüssen geprägt. Auch zu Hause bei Dir absorbieren die Heilstäbe negative Energien. Darum solltest

Du Deine Kristallstäbe regelmäßig reinigen, und zwar täglich, wenn sie zum Heilen benutzt werden, wöchentlich oder monatlich, wenn es Schmucksteine sind. Die beste Empfehlung zum Reinigen der Heilsteine ist, den Stab mit Salzwasser abzuspülen. Wem das Bereiten einer entsprechenden Sole zu aufwendig ist, kann den Heilstab auch unter fließendem Wasser reinigen. Zum Aufladen der Steine genügt in den meisten Fällen etwas Mondlicht, ansonsten kannst Du den Stein auch auf einem Amethyst oder Bergkristall aufladen.

Im neuen Jahrtausend glauben viele Menschen, dass der Erde große Veränderungen bevorstehen. In den Kristallheilstäben aus Shambhala finden wir Hilfen, die den Wandel unterstützten. Kristalle speichern Informationen und geben sie frei, wenn wir uns auf ihre Energien einschwingen. Dadurch enthüllen sie das alte Wissen, das in der Tiefe eines jeden menschlichen Wesens verborgen ist.

Der tibetische Heiler

Die Kunst, mit den Kristallstäben aus Shambhala zu heilen, war über Jahrtausende eine wohl gehütete, geheime Wissenschaft. Sie wurde nur unter eingeweihten Heilern mündlich vom Lehrer auf den Schüler weiter gegeben. Doch in den letzten Jahrzehnten hat sich unsere Welt dramatisch verändert. In Tibet und Ladakh droht das alte Wissen in Vergessenheit zu geraten. Die Götzen „westlichen Fortschritts“ – Materialismus und die Gier nach schnellem Geld hielten auch hier ihren Einzug.

Deshalb habe ich mit Erlaubnis und unter Anleitung meines tibetischen Freundes Kenzen im Verlauf der letzten Jahre alle uns zugänglichen Informationen über dieses Heilwissen zusammengetragen. Kenzen entstammt dem Volk der Azaras, dessen Angehörige bis heute als Boten Shambhalas gelten. In den alten Tagen hielten sie den Kontakt zwischen den Klöstern Tibets und dem Lichtreich Rigden Jyepos aufrecht. Heute ist es schwer, die Azaras zu finden. Sie ziehen sich immer mehr aus der Welt der Menschen zurück. Deshalb kann ich es nur als glückliche Fügung betrachten, dass ich Kenzen und seine Familie auf meiner Reise durch Ladakh und Tibet im Spätsommer 2001 getroffen habe. Die Kristallheilkunst aus Shambhala ist sein Vermächtnis und Geschenk an uns. Fast alle Zeichnungen in diesem Buch stammen von Kenzen selbst.

Ich habe dieses Wissen für all jene niedergeschrieben, die ihre Selbstheilungskräfte aktivieren wollen oder in sich gar die Berufung zum Heiler verspüren. Wer glaubt, die Fähigkeit zu haben, andere zu heilen, sollte jedoch zunächst bei sich selbst beginnen. Um ein wirklicher Heiler zu werden, ist es nicht nur notwendig, die eigenen Heilkräfte zu entwickeln und zu pflegen. Vor allem sollte das ganze Leben in einen spirituellen Pfad verwandelt werden. Dabei solltest Du insbesondere lernen, wahrhafte und selbstlose Nächstenliebe zu entwickeln. Die Meditationen, welche in diesem Buch geschildert werden, kannst Du nutzen, um Deinen eigenen spirituellen Weg zu finden und ihn konsequent zu gehen. Dies mag zuweilen schwierig sein und etliche Zeit in Anspruch nehmen. Doch es ist dies wert, denn es wird Dein Leben unendlich bereichern.

Sobald Du erfolgreich Dich selbst heilen kannst, bist Du in der Lage, anderen zu helfen. Auch, indem Du Deine ei-genen Heilkräfte auf andere Personen überträgst, kannst Du Deine Fähigkeiten als Heiler weiter entwickeln.

Zunächst ist es für einen Heiler wichtig, zu realisieren, warum Menschen krank werden. Gehen wir mit der modernen Physik davon aus, dass tatsächlich alles im Leben

Energie ist. So verstehen wir auch, dass alles, was uns umgibt, lediglich verschiedene Formen von Energie sind. Das heißt auch, dass alles, was uns im Außen geschieht – jedes Ereignis, gleich, ob es uns gefällt oder nicht – von unserem eigenen Bewusstsein erschaffen wird. Dies geschieht bei jedem Menschen, ein Leben lang. Aus einer solchen Sicht ist klar, dass eine positive Lebenseinstellung und konstruktive Gedanken unser Leben schön, leicht und glücklich werden lassen. Eine pessimistische Einstellung oder negative Gedanken aber verwandeln unser Leben in eine Wüste voller Schwierigkeiten und machen uns schließlich krank.

Dieser Prozess steht in unmittelbarem Zusammenhang mit den Chakren. Sie sind die Energiezentralen unseres Körpers. Wer also negative, pessimistische Gedanken hegt oder sein Leben von Trieben und Leidenschaften beherrschen lässt, dem passiert es, dass einige seiner Chakren blockieren oder sich ganz schließen. Dies führt zu psychischen und körperlichen Leiden, die sich in Form von Krankheiten manifestieren können.

Das Hauptproblem besteht darin, dass die meisten Menschen in den Ruinen ihrer Gewohnheiten gefangen sind. Üblicherweise haben sie auch nicht den Wunsch, das zu ändern. Dies heißt dann nichts anderes, als dass die Menge der negativen Energie ständig wächst, welche sie durch ihre Gedanken und Emotionen erzeugen. Irgendwann führt dieser Zustand zu einer Erkrankung. Ist der Betreffende auch dann noch nicht bereit, seine Lebensweise zu ändern, kann es passieren, dass eine zunächst harmlose und mit den Mitteln der westlichen Schulmedizin rasch kurierbare Krankheit sich zu einem späteren Zeitpunkt als weitaus gefährlichere und langwierige Erkrankung erneut manifestiert. Es ist die Aufgabe des Heilers, diese negative Energie zu transformieren. Erst dann wird eine dauerhafte Heilung möglich. Doch um vieles besser ist es, die Einstellung eines potentiellen Patienten rechtzeitig positiv zu verändern, um Erkrankungen vorzubeugen.

Deshalb sollte der Heiler ein Vorbild sein für einen wahrhaft spirituellen Lebensweg. Dies setzt voraus, dass er eine in sich gefestigte Persönlichkeit ist, der die Stürme des Lebens nichts mehr anhaben können. Die innere Einstellung eines jeden wirklichen Heilers, anderen Menschen selbstlos zu helfen, wird sich auch in seinem äußeren Auftreten zeigen. Stress, Hektik und Unsicherheit sollten ihm ebenso fremd sein, wie eine ausschließlich materielle Motivation, die den Erfolg lediglich in Statussymbolen auszudrücken vermag. Er wird jene Ruhe und Sicherheit ausstrahlen, die jeder Patient benötigt, um sich vertrauensvoll auf eine Heilung einzulassen.

Das Wichtigste für einen Heiler ist jedoch die Einstellung dem Patienten gegenüber. Betrachte ihn als Freund in Not. Hilf ihm ohne Ansehen der Person, ohne Deine persönlichen Vorlieben oder Abneigungen ins Spiel zu bringen. Wir sind alle Kinder des Göttlichen und jede unserer irdischen Hüllen ist aus dem gleichen Sternenstaub gemacht. Begegne Deinem Patienten mit einem Höchstmaß an selbstloser Nächstenliebe und behandle ihn so, wie Du in einer vergleichbaren Situation behandelt werden möchtest.

Vermeide es dabei aber, Deine eigenen Emotionen ins Spiel zu bringen. Es ist das Problem des Patienten, welches Du lösen wirst, nicht Dein eigenes. Mitleid kommt stets auch von „mit leiden". Bleib also ruhig, selbst wenn der Patient sehr emotional auf die Behandlung reagiert.

Erkläre einem Patienten immer und unter allen Umständen, was Du tust, und warum Du es jetzt tust.

Eine solche Haltung gegenüber einem Patienten wird aber nur möglich, wenn Du selbst stark spirituell verwurzelt bist. Arbeite daher ständig an Deinem eigenen geistigen und spirituellen Wachstum. Nimm Dir stets auch die notwendige Zeit für Dich. Setze Dich nicht unter Druck, weder zeitlich noch emotional. Begreife, wie wichtig es ist, in Deiner Mitte zu sein. Nur dann kannst Du Deinen Patienten wirklich helfen.

Ein guter Weg, um die Einstellung eines Patienten zum Positiven zu wenden, ist es, ihm Affirmationen zu geben. Diese können wie folgt aussehen.

- Ich bin vollkommen gesund.
- Ich bin erfolgreich.
- Ich vertraue mir.
- Ich bin liebenswert.
- Ich habe alles, was ich brauche.

Der Patient soll diese Affirmationen mehrfach täglich laut aussprechen. Es wird einige Zeit brauchen, doch werden sie seine Einstellung zu sich und seinem Leben dauerhaft ändern.

Ein weiterer Punkt, den Du nicht vernachlässigen solltest, ist die Atmosphäre des Raumes, in dem die Behandlungen erfolgen. Spirituelle Musik und die kraftvollen Töne einer Klangschale sorgen ebenso für positive Schwingungen wie ein großer Bergkristall und ein Altar oder Meditationsplatz.

Vermeide jedoch starke Düfte im Behandlungsraum, sie können Patienten irritieren und ablenken. Benutze also nicht zu viele Räucherstäbchen und auch kein starkes

Parfüm. Pflanzen vermögen die Atmosphäre des Behandlungsraumes ebenfalls positiv zu gestalten, jedoch sollten ihre Blüten möglichst nur schwach duften.

Die nun folgende Beschreibung einer Behandlung ist nichts weiter als ein Beispiel. Du wirst Deine eigenen Methoden und Deinen eigenen, ganz individuellen Stil im Umgang mit den Patienten erproben und entwickeln.

Beginn der Heilbehandlung

Wenn ein Patient sich Deiner Behandlung anvertraut, dann führe zunächst für einige Minuten ein freundschaftliches Gespräch mit ihm, nachdem er den Raum betreten hat. Höre ihm zu und nutze Deine Intuition, um die Verbindung zwischen seinen Emotionen und Gedankenmustern auf der einen Seite und seinem Problem oder seiner Erkrankung auf der anderen Seite zu finden. Behandle den Patienten stets höflich und liebevoll.

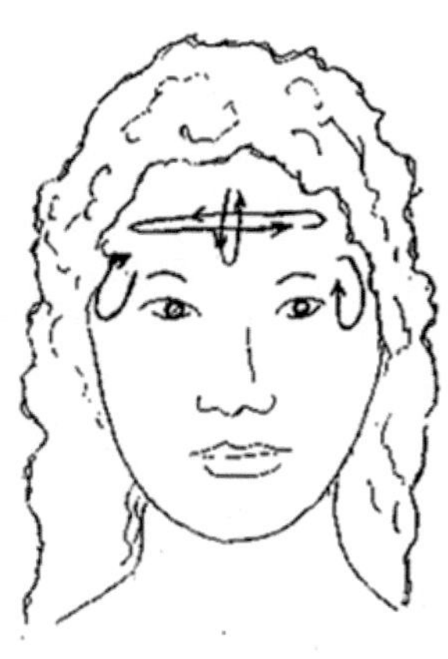

Benutze dann den runden Minuspol Deines Heilstabes, um dem Patienten eine Stirnmassage zu verabreichen. Fahre dabei zunächst aufwärts und abwärts mit dem Heilstab über seine Stirn, und danach von links nach rechts. Massiere dann mit dem Heilstab sanft beide Schläfen des Patienten. Diese Massage sollte ruhig ein paar Minuten dauern. Sie sorgt dafür, dass der Patient innerlich zur Ruhe kommt, und sich der nachfolgenden Behandlung öffnet.

Bewege bei der Massage den Heilstab immer kreisförmig im Uhrzeigersinn.

(siehe Abb. 5)

Es kann sehr hilfreich sein, täglich etwas Trinkwasser in eine Klangschale zu füllen, und anschließend für einige Minuten diese Schale zu Klingen zu bringen. Danach lege einen Bergkristall in das Trinkwasser. Jedem Patienten kannst Du nun ein Glas von diesem energetisierten Wasser anbieten.

Es ist ebenso möglich, die Behandlung mit einer kurzen Klangmassage zu beginnen. Dies erfordert zwar einige Übung im Umgang mit Klangschalen, wird aber dem Patienten helfen, sich zu entspannen und auf die Behandlung einzulassen.

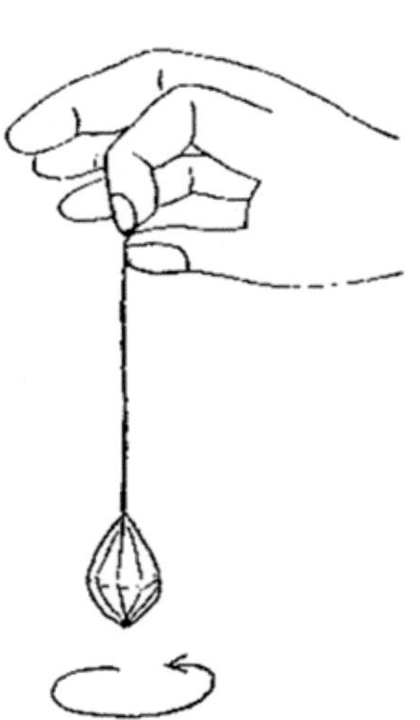

Zum Testen der einzelnen Chakren kannst Du ein Pendel verwenden. Halte das Pendel möglichst ruhig vor das jeweilige Chakra. Wenn es zu schwingen beginnt und sich im Uhrzeigersinn bewegt, dann ist das Chakra offen und in Funktion. Dreht sich das Pendel jedoch gegen den Uhrzeigersinn, dann besteht ein Problem mit diesem Chakra. Ebenso ist das Chakra nicht in Balance, wenn das Pendel lediglich vor- und zurückschwingt. Prüfe alle Chakren und notiere Dir sorgfältig die Ergebnisse. Wenn Du den Patienten beim nächsten Mal behandelst, kannst Du erneut die

Chakren prüfen und so genau alle Veränderungen feststellen.

(siehe Abb. 6)

Um sich auf die Behandlung einzustimmen, kann der Patient auch einfache Atemübungen des Pranayama durchführen. Dafür verschließt er mit dem Daumen seiner linken Hand das linke Ohr und mit dem kleinen Finger das linke Nasenloch. Nun atmet er ruhig und tief durch das rechte Nasenloch für ein bis zwei Minuten. Dach wechselt er die Seiten, und verschließt rechtes Nasenloch und rechtes Ohr mit den Fingern seiner rechten Hand. Anschließend atmet er wiederum für ein bis zwei Minuten nur durch das linke Nasenloch.

Nach diesen Vorbereitungen wird die eigentliche Behandlung durchgeführt, wie in den einzelnen Kapiteln dieses Buches beschrieben. Nimm Dir für alle Behandlungen stets ausreichend Zeit. Arbeite niemals in Eile oder unter Anspannung. Behandle den Patienten stets achtsam und liebevoll.

Abschluss der Heilbehandlung

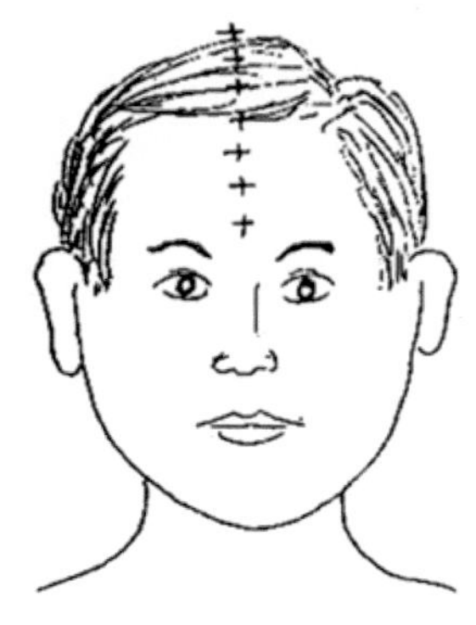

Um die Behandlung des Patienten zu beenden, nutze den Pluspol des Heilstabes und berühre damit den Kopf des Patienten an den im Bild dargestellten Punkten von der Stirn aufwärts bis zum Scheitel oder Kronenchakra. Auf diese Weise fließt dem siebten Chakra positive Energie zu.

(siehe nebenstehende Abb. 7)

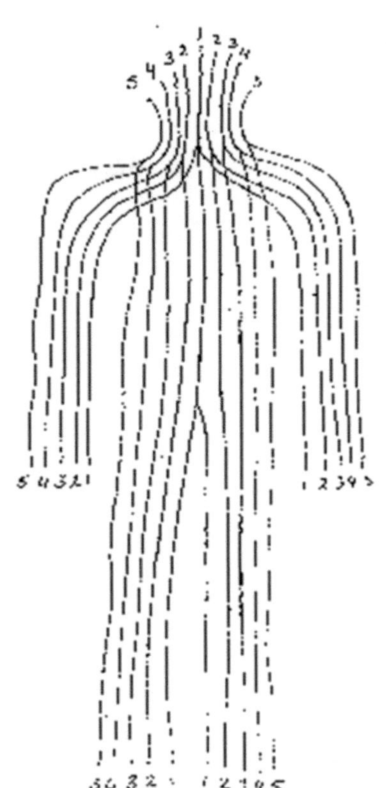

Die negative Energie des Patienten hingegen führst Du Mutter Erde zu. Sie transformiert diese gemeinsam mit den fünf Elementen und stellt wieder eine gesunde Balance her.

(siehe nebenstehende Abb. 8)

Benutze wieder den Pluspol des Heilstabes und folge, wie im Bild dargestellt, den fünf Linien nacheinander vom Kopf bis zu den Zehen des Patienten und vom Kopf bis zu den Fingerspitzen. Achte dabei darauf, dass der Heilstab den Patienten nicht berührt, sondern führe ihn in geringem Abstand über dessen Körper. Die einzelnen Linien stehen in Beziehung zu den fünf Elementen und haben folgende Bedeutungen:

- Linie 1 – Feuer (das dritte Auge steht in Verbindung mit dieser Energie)
- Linie 2 – Äther (Geist, Orgon)
- Linie 3 – Luft
- Linie 4 – Wasser
- Linie 5 – Erde (Natur, Umwelt)

Die Einrichtung eines kraftvollen Heilraumes

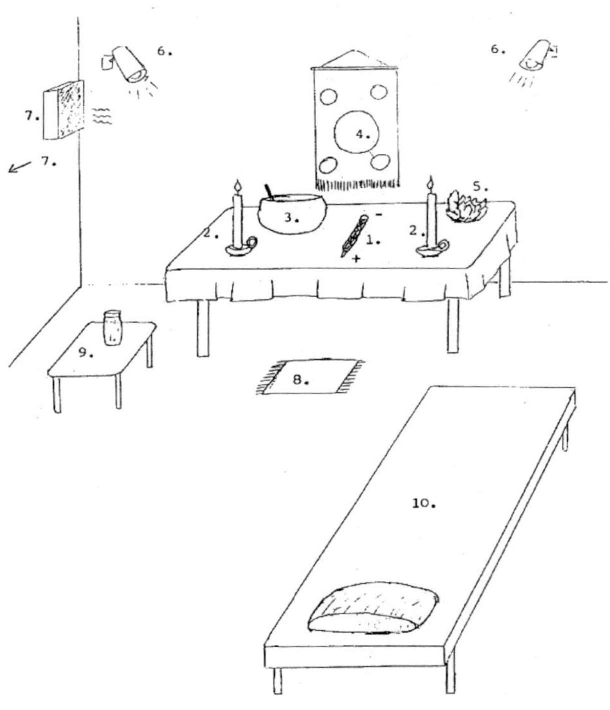

1. tibetischer Heilstab (Healing Stick, Gyazmo)
2. 2 Kerzen
3. große Klangschale
4. Tangka mit Mandala (Wandbehang tibetischen Ursprungs mit spirituellen Motiven wie etwa dem „Rad des Lebens“)
5. großer naturbelassener Bergkristall
6. 2 Punktleuchten
7. Audiosystem
8. Meditationsmatte oder Meditationskissen
9. Beistelltisch mit einem Glas energetisierten Wassers
10. Behandlungsliege mit Kissen

(siehe vorherige Seite Abb. 9)

Im Bild ist die beispielhafte Einrichtung eines solchen Raumes dargestellt. Es sollte in diesem Heilraum ein Audiosystem installiert werden, um spirituelle Musik wiederzugeben. Das System sollte allerdings verdeckt eingebaut sowie gegen Elektrosmog isoliert sein, um die Atmosphäre des Raumes nicht zu beeinträchtigen, und den Patienten nicht abzulenken. Zur Einstimmung auf die Behandlung benutze spirituelle Melodien, Naturklänge, Mantren oder Heilgesänge. Achte dabei auch immer auf die Wünsche Deiner Patienten. Sie sollen sich in diesem Raum wohl und geborgen fühlen.

Wenn Du vor dem kleinen Altar (oder Puja Place) sitzt, sollte der Pluspol des Heilstabes auf Dich gerichtet sein. Benutze stets zwei Kerzen. Sie sorgen dafür, dass all das Gute, was Du anderen tust, zu Dir zurückkehrt. Lass die Klangschale für jeden Patienten ertönen. Ihre Klänge werden dem Patienten helfen, sich auf die Heilung einzulassen. Ein naturbelassener Bergkristall ist ein gutes Mittel gegen mentale Probleme aller Art und erfüllt den Raum mit guten Schwingungen.

Dein Büro oder Sprechzimmer, in dem Du die Patienten empfängst, sollte sich in einem anderen Raum befinden. Büromaterial aller Art hat in einem Heilraum nichts zu suchen, ebenso wenig wie Computer, Telefon, Fax oder Mobiltelefon. Der Elektrosmog dieser Geräte beeinträchtigt die Atmosphäre eines Heilraumes nachhaltig. Außerdem spricht es nicht gerade für einen Heiler, wenn er während der Behandlung Telefonate entgegen nimmt. Sorge also dafür, dass Du mit dem Patienten ungestört arbeiten kannst. Die Geräuschkulisse der Umwelt sollte im Heilraum so niedrig wie nur irgend möglich sein. Auch wenn die geringe Miete dafür spricht, ist es also nicht ratsam, ein Zimmer zur viel befahrenen Straße hinaus in einen Heilraum verwandeln zu wollen.

Wichtig ist außerdem eine angenehme Raumtemperatur und ausreichende Luftfeuchte. Achte bei der Auswahl des Heilraumes darauf. Eine rauschende Klimaanlage ist ebenso wenig angebracht wie ein Kohleofen im Raum. Die Raumtemperatur sollte sich rasch und mit wenig Aufwand einstellen lassen. Ausschlaggebend hierfür sind wieder die Wünsche des Patienten. Beachte, dass jeder Mensch ein individuelles Wärmeempfinden hat. Was Dir behagt, muss dem Patienten also noch lange nicht gefallen. Für ausreichende Luftfeuchte sorgt etwa ein Zimmerspringbrunnen, der sich in die Ausstattung des Raumes integrieren lässt.

Das Glas voll mit energetisiertem Trinkwasser auf dem Beistelltisch ist eine Gabe für Deinen spirituellen Meister oder für jemanden, den Du in Deine täglichen Gebete und Rituale einschließt.

Verstehe die im Bild dargestellte Einrichtung des Raumes lediglich als ein Beispiel und als Anregung für Deine Kreativität. Du wirst Deinen ganz eigenen Heilraum gestalten.

Reinigen des Raumes von negativen Energien

Emotionen wie Ärger, Gier, Neid oder Angst erschaffen eine negative Atmosphäre. Dies kann ebenso in Deinem Heilraum geschehen, wenn Du beispielsweise einen Patienten behandelst, der so viel von diesen Emotionen mit sich trägt, dass die positive Energie des Heilraumes dadurch aufgesogen wird. Natürlich kann es auch passieren, dass Du selbst nicht in bester Verfassung bist, wenn Dich etwa Sorgen plagen. Sobald Du negative Energien spürst, ist es unerlässlich, den Raum davon zu reinigen. Nimm dazu etwa einen Liter klares Trinkwasser und fülle es in einen Krug, der möglichst aus Ton, keinesfalls aber aus Stahl oder Kunststoff bestehen sollte. Lass diesen gefüllten Krug eine Nacht im Mondlicht stehen. Dann stell ihn auf den Altar (oder Puja Place) des Heilraumes. Sing zuerst Mantren, am besten das kraftvolle Gayathri-Mantra oder sprich Heilige Worte und Gebete, je nachdem welchem spirituellen Pfad und welcher Religion Du folgst. Dann tauche den Pluspol Deines Heilstabes in das Wasser. Verspritze damit Tropfen des Wassers auf alle Gegenstände im Raum. Benetze auch Wände und Fußboden und ebenso alle vier Ecken des Raumes. Bewege Dich bei dieser Zeremonie im Uhrzeigersinn durch den Raum. Du kannst auf diese Weise auch alle anderen Räumlichkeiten in Deinem Haus oder Deiner Wohnung von negativen Energien befreien. Indem Du ab und an Wasser in den Krug nachfüllst, kannst Du es viele Tage zum energetischen Reinigen der Räume nutzen.

(siehe nachfolgende Abb. 10)

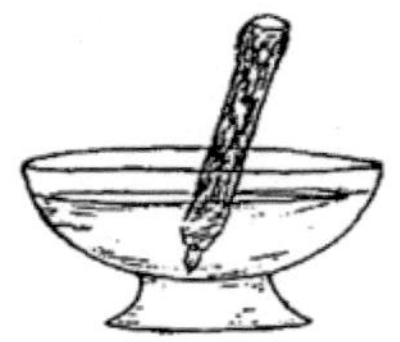

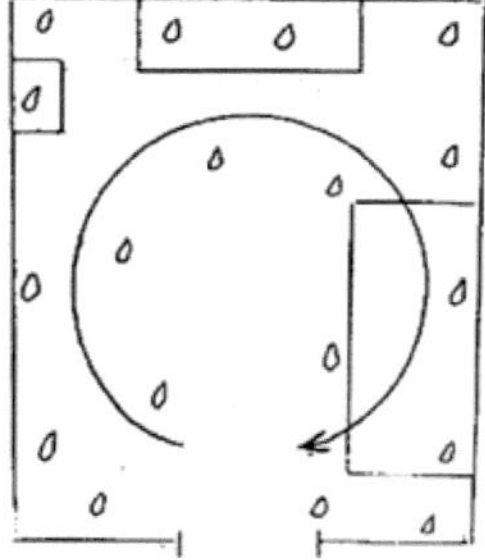

Der tibetische Heilstab – Gyazmo

Ein solcher Heilstab ist ein äußerst kraftvolles Instrument in der Hand eines Heilers. Wenn Du ihn in der rechten Weise benutzt, wird er Deine spirituelle Energie entwickeln und Deine Fähigkeiten als Heiler stärken. Wie funktioniert nun ein solcher Gyazmo? Jeder Heilstab hat sieben oder neun verschiedene Heilsteine. Ein jeder dieser Steine wiederum hat einen ganz individuellen Wert und seine ganz spezielle Energie.

Um einen Eindruck von diesen Energien zu bekommen, kannst Du folgende kleine Experimente unternehmen. Benutze zunächst zwei klare Bergkristallkugeln. Der Bergkristall vermag die Energie des Feuers zu transformieren. Wenn Du nun diese beiden Kristallkugeln in einem abgedunkelten Raum kräftig gegeneinander reibst, wirst Du im Innern der Kugeln ein Leuchten wie von den Blitzen eines Gewitters wahrnehmen.

Die Energie des Bergkristalls lässt sich auch auf andere Weise sichtbar machen. Lege ein menschliches Haar auf eine solche Kristallkugel und versuche nun, es mit einem Streichholz anzuzünden. Du wirst sehen, dass es kein Feuer fängt. Der Bergkristall absorbiert die Hitze des Feuers. Du wirst auf der Oberfläche der Kugel anschließend ein wenig bräunliche Flüssigkeit sehen, welche rasch trocknet. Auf diese Weise lässt sich einfach sichtbar machen, welche Energien einem Kristall inne wohnen.

Jeder Stein eines Heilstabes ist mit einem der fünf Elemente verbunden und bezieht daher seine Kraft.

Luft	-	klarer, transparenter Kristall
Äther	-	Lapislazuli (tiefes Blau)
Feuer	-	Koralle (orangerot)
Wasser	-	Türkis
Erde	-	Jaspis

Jeder Stein ist darüber hinaus mit einem der Chakren des menschlichen Körpers verbunden. Jedes Chakra hat seine eigene Farbe. Krankheiten werden durch einen Mangel an positiver Energie verursacht. Dies bedeutet dann auch, dass in einem oder mehreren Chakren Probleme bestehen.

Es ist nach einer solchen Sichtweise natürlich möglich, eine Krankheit zu heilen, in dem ein Heilstein, der dieses Problem zu beheben vermag, an der rechten Stelle auf dem menschlichen Körper platziert wird. Meist genügt dies jedoch nicht, denn ein einzelner Stein hat selten genügend Kraft, um einen Energieausgleich herzustellen. Handelt es sich um eine schwierige oder gar langwierige Krankheit, so ist es durchaus möglich, dass ein Heilstein seine Energie verliert oder gar zerbricht.

Der tibetische Heilstab ist da ein weitaus kraftvolleres und zuverlässigeres Instrument. Er verfügt über bei weitem mehr Energie als verschiedene andere Heilsteine zusammen. Ein Gyazmo wird nie zerbrechen oder seine Farbe und Kraft verlieren, was beim Heilen mit einzelnen Steinen durchaus geschehen kann.

Tibetische Heilstäbe gibt es in verschiedenen Formen, Größen und in unterschiedlichen Qualitäten. Gemeinsam ist allen, dass sie auf der einen Seite in ein schmales, spitzes Ende auslaufen. Dieser Teil des Heilstabes besteht meist aus Bergkristall. Nennen wir ihn den Pluspol des Stabes, denn durch ihn wird die positive, heilende Energie übertragen.

Das andere Ende des Gyazmo ist kugelförmig. Es besteht häufig aus Rosenquarz (Liebesenergie) oder Jade, da ihr helles Grün eine beruhigende und harmonische Energie ausstrahlt. Bergkristall kann ebenfalls für dieses Ende des Stabes benutzt werden, welches wir als Minuspol bezeichnen wollen. Damit lassen sich negative Energien ableiten.

Ein tibetischer Heilstab kann zur Gänze aus einem mit verschiedenen Heilsteinen besetzten Kristall bestehen. Es ist jedoch ebenso möglich, dass er aus Metall gefertigt wird. Dabei finden Gold, Silber, gelbe Bronze, Kupfer und

Eisen Verwendung. Diese Metalle verbinden die Heilsteine mit dem Pluspol des Gyazmo. Nur einer der Steine wird auf diese Weise mit dem Minuspol des Heilstabes verbunden. Es gibt auch sehr alte und kraftvolle Gyazmos, bei denen die einzelnen Heilsteine nicht durch Metall, sondern durch einen großen Bernstein im Innern des Stabes miteinander verbunden sind. Diese Heilstäbe sind der Überlieferung zufolge direkt in Shambhala gefertigt worden. Solltest Du einmal in den Besitz eines solchen Stabes gelangen, dann schätze Dich glücklich. Er verbindet Dich direkt mit den Energien des Lichtreiches von Rigden Jyepo.

Ebenso selten und wertvoll sind Gyazmos mit einer integrierten Phiole aus Glas oder Silber. In ihr befindet sich die Essenz aus 108 alchimistisch behandelten Heilkräuterölen. Diese Gyazmos verfügen über eine äußerst hohe Energie und sollten nur von erfahrenen Heilern benutzt werden.

Ein aus Metall gefertigter Heilstab ist mit einem kräftigen, dunkelbraunen Überzug versehen. Dieser besteht aus einer Mischung von Korallenpulver, Türkispulver und Reispulver, versetzt mit Baumharz. Diese Mischung ergibt eine dickflüssige Paste, welche den Heilstab umkleidet. Nach dem Aushärten wird sie weiter bearbeitet und mit Gravuren versehen, welche die Kraft des Gyazmo stärken.

Wenn Du einen tibetischen Heilstab bei Deiner Arbeit benutzt, ist es wichtig, ihn aller zwei Monate jeweils zu Vollmond für eine Nacht dem Licht des Mondes auszusetzen. So regeneriert der Gyazmo seine Energie.

Sei Dir stets der Energien bewusst, die Dein Heilstab transportiert. Benutze ihn nie zum Scherz oder um andere Menschen zu manipulieren.

Hast Du einen große Anzahl von Patienten, dann reinige den Pluspol des Stabes täglich mit Salzwasser. Ansonsten genügt es, den Heilstab einmal wöchentlich auf diese Weise zu reinigen. Benutze zur Bereitung der Sole kein raffiniertes Salz, sondern Himalayasalz.

Hilfreiche Steine im Heilraum

Es kann sehr nützlich sein, einige Heilsteine in den Behandlungsraum zu integrieren. Das Bild vermittelt eine Idee der Anordnung von Steinen im Heilraum.

(siehe nachfolgend Abb. 11)

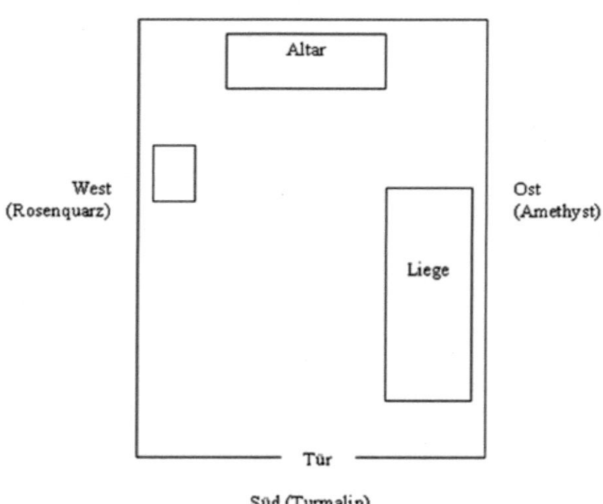

Solche Steine unterstützen mit ihren Schwingungen den Heiler in verschiedenster Weise. Sie vermögen positive Energien zu spenden, Dich vor Unglück zu bewahren und den Raum vor negativen Schwingungen zu schützen. Nicht nur Deine Patienten brauchen gute Energien, auch der Heiler sollte sich guter körperlicher und geistiger Konstitution erfreuen, wenn er anderen wirklich helfen will. Deshalb ist es wichtig, einige Vorkehrungen zu treffen, wenn Du selbst nicht erkranken willst, indem Du negative Energien Deiner Patienten aufnimmst. Wenige Steine bereits vermögen, dies zu verhindern und verleihen dem Raum eine positive Atmosphäre.

Einige dieser Steine sind mit den Himmelsrichtungen verbunden, wie das Bild zeigt. So sollte also ein Bergkristall auf der Nordseite des Raumes platziert werden, während der Rosenquarz an die Westseite des Raumes gehört. Beide Steine haben eine Verbindung mit kühlen Regionen.

Ein Amethyst schützt die östliche Seite des Raumes, während Turmalin mit dem Süden verbunden ist. Es ist nicht unbedingt notwendig, alle diese Steine in Deinem Heilraum aufzustellen.

Ein großer, naturbelassener Bergkristall auf dem Altar oder Puja Place ist ein sehr kraftvoller Beschützer und normalerweise genug. Im Folgenden soll von einigen Heilsteinen die Rede sein, die einen besonderen Platz innerhalb des Raumes benötigen. Ihre Position ist anhand der Zahlen im Bild dargestellt. Wichtig ist vor allem eine Grundregel – je größer der Stein, umso kraftvoller ist er.

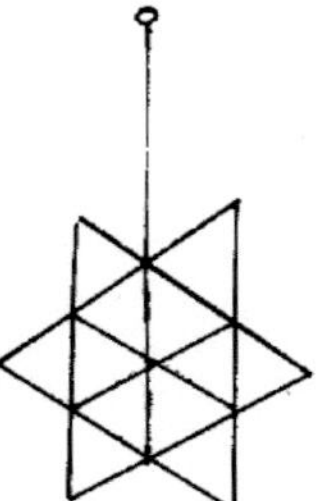

1. Dieser Stern ist aus Bergkristall oder Rosenquarz gefertigt. Du kannst ihn über der Tür zum Raum aufhängen. Er sorgt für Glück und Segen.

(siehe nebenstehende Abb. 12)

2. Dieser Stalaktit aus einer Tropfsteinhöhle vermag Dich vor allen Arten von Erkrankungen zu beschützen. Er sollte im Zentrum des Raumes von der Decke herab aufgehängt werden.

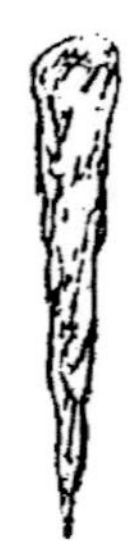

(siehe nebenstehende Abb. 13)

3. Jade oder Bergkristall in der Form eines Obelisken schützen Dich vor negativen Emotionen wie Ärger, Angst, Neid und Hass.

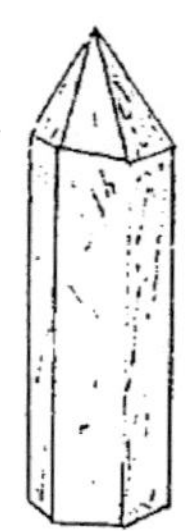

(siehe nebenstehende Abb. 14)

4. Diese Kugeln aus Rosenquarz oder Bergkristall kannst Du benutzen, um damit den Patienten zu massieren. Berühre nie seinen Körper mit der Hand, sondern benutze immer die Kugel. Rosenquarz vermittelt dem Patienten bedingungslose Liebe und Bergkristall sorgt für positive, neue Energie.

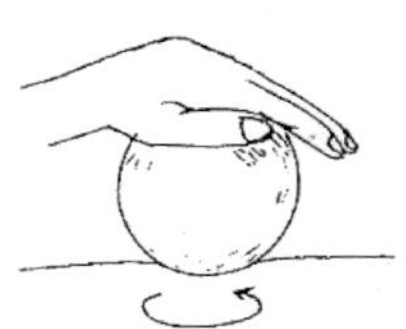

(siehe nebenstehende Abb. 15)

5. Dieser Stein aus schwarzem Onyx wird von den Hindus Saligram genannt. Er stammt von den Quellen des heiligen Gangesflusses und wird dort in dieser Form gefunden.

Der Saligram gilt als ein Symbol des Hindugottes Shiva. Daher vermittelt er göttliche Energien. Lege diesen Stein auf Deinen Altar oder Puja Place hinter den Heilstab.

(siehe nebenstehende Abb. 16)

6. Der mächtigste Heilstein ist ein naturbelassener Bergkristall. Er wird Dich vor jeder Art von Unglück und Schicksalsschlägen bewahren. Versuche, einen möglichst großen Bergkristall zu bekommen. Bevor Du ihn zum ersten Mal im Heilraum aufstellst, reinige ihn mit Salzwasser. Später genügt es, ihn monatlich unter fließendem Wasser zu reinigen.

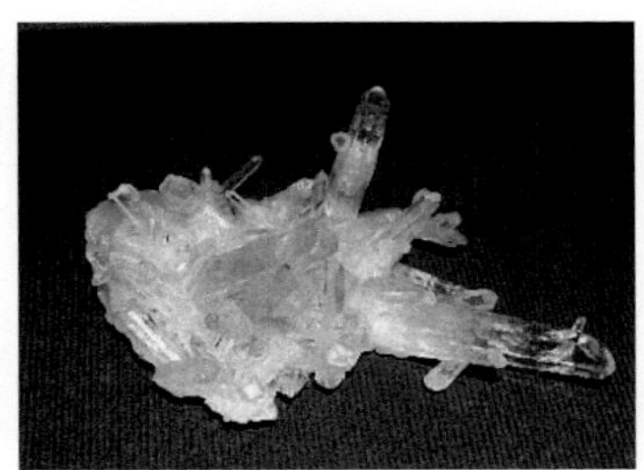

(siehe nebenstehende Abb. 17)

7. Eine polierte Steinplatte oder Geode kann dir dabei helfen, Dein Drittes Auge zu öffnen. Benetze das Zentrum der Geode mit etwas Wasser. Warte drei Minuten und dann befeuchte mit diesem Wasser Deine Stirn.

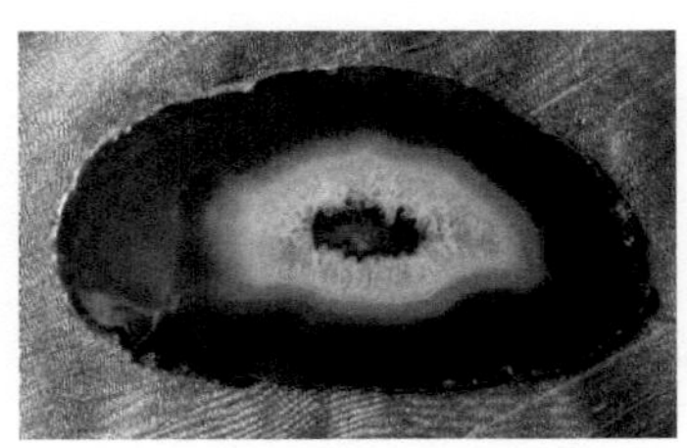

(siehe nebenstehende Abb. 18)

8. Turmalin ist ein gutes Mittel gegen Neid und alle Arten von Schwarzer Magie. Benutze einen Stein mit einem Gewicht von mindestens 70 Gramm. Diesen Stein solltest Du an der Südseite des Heilraumes platzieren.

(siehe nebenstehende Abb. 19)

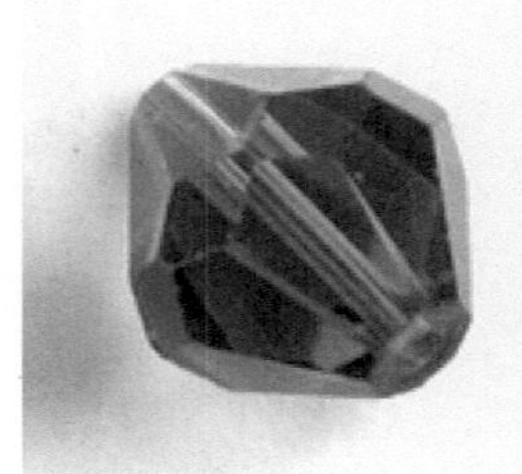

9. Eine Japamala ist eine Kette aus 108 Perlen oder Steinen. Du kannst sie im Gebet oder beim Rezitieren von Mantren verwenden. Es ist ebenfalls möglich, mit ihrer Hilfe Fragen zu beantworten. Nimm dazu einige von den Perlen und bewege jeweils zwei von Ihnen nach links und nach rechts, während Du intensiv über die Frage nachsinnst. Am Ende hast Du dann eine, zwei oder drei von den Perlen übrig. Drei Perlen bedeuten „Nein". Bleiben zwei Perlen übrig, so lautet die Antwort „Ja", bei einer Perle ist die Antwort „Vielleicht". Formuliere in diesem Fall die Frage neu, und wiederhole den Vorgang. Falls Du letztlich keine Perle mehr übrig hast, formuliere die Frage neu, und wiederhole den Vorgang erneut.

(siehe nebenstehende Abb. 20)

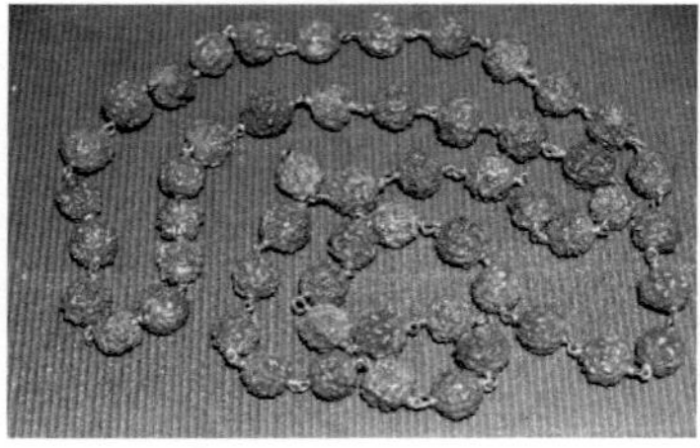

Sämtliche Heilsteine solltest Du mindestens ein Mal monatlich unter fließendem Wasser reinigen.

Je mehr Aufmerksamkeit Du den Steinen schenkst, umso besser werden ihre Energien für Dich wirken.

Klangschalen

Neben einem Heilstab und einem Bergkristall sollte jeder Heiler über eine große Klangschale verfügen. Sie vermag den Patienten auf mancherlei Art zu helfen.

(siehe nebenstehende Abb. 21)

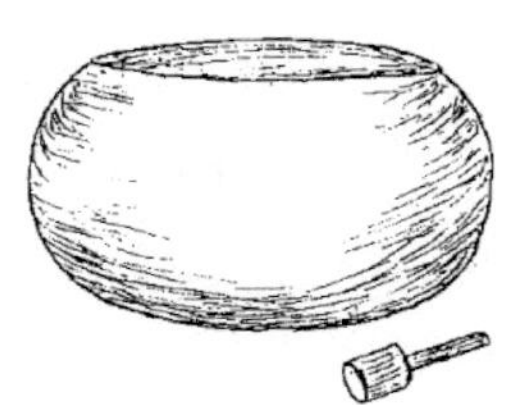

Lasse daher die Klangschale immer ertönen, wenn ein Patient Deinen Heilungsraum betritt. Das reinigt die Atmosphäre und vermittelt dem Patienten ein gutes Gefühl.

Normalerweise trägt sich jeder mit vielen Gedanken, und den meisten fällt es sogar in der Meditation schwer, wirklich die innere Stille zu erfahren. Der Ton einer Klangschale vereint die Eigenschaften und Qualitäten der fünf Elemente in sich. Wenn Du diesen spirituellen Klängen für etwa drei Minuten lauschst, dann wirst Du spüren, wie stark sich dadurch Deine Konzentrationsfähigkeit erhöht.

Setze die Klangschale auf Deine Handfläche und lass den Patienten seine Hände dicht neben die Schale halten, ohne diese jedoch zu berühren. Nun erzeuge einen Ton für etwa drei Minuten. Der Patient wird die Energie dieser Schwingungen in seinen Handflächen fühlen.

(siehe nebenstehende Abb. 22)

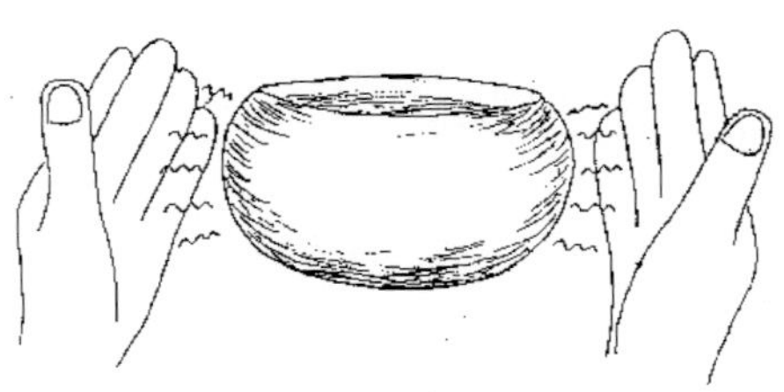

Es ist ebenso möglich, die einzelnen Chakren mit solchen Tönen zu behandeln. Dies dauert nicht lang und ist sehr hilfreich für den Patienten, denn es nimmt ihm negative Energien wie Angst und Schmerz. Die eigentliche Behandlung wird auf diese Weise erfolgreicher sein, denn der Patient befindet sich nun in einer friedvollen Stimmung.

Auch auf andere Weise kann die Klangschale genutzt werden. Fülle sie etwa 5 cm hoch mit Trinkwasser, das nicht zu kalt sein sollte. Benutze also nie Wasser, dass vorher gekühlt wurde. Lege einen klaren Bergkristall in das Wasser und erzeuge nun einen Ton für ein oder zwei Minuten. Du kannst nun jedem Patienten ein Glas dieses Wassers verabreichen. Es besänftigt insbesondere innere Hitze, ist also gut gegen fieberhafte Erkrankungen.

(siehe nebenstehende Abb. 23)

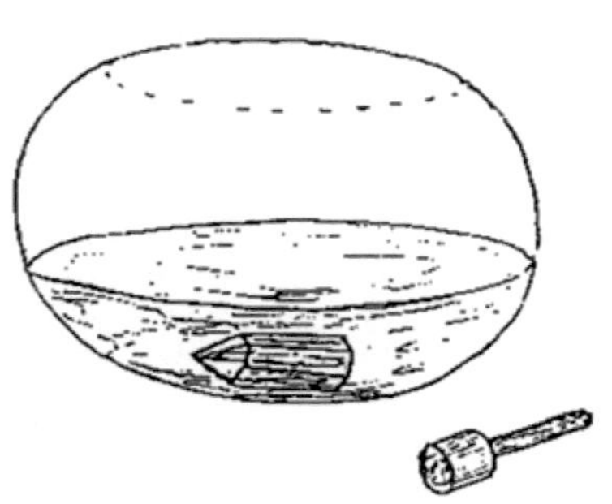

Ebenso erfrischt es an heißen Sommertagen und verleiht dem Patienten neue Energie. Das Wasser vermag auch negative Emotionen wie Ärger oder Angst zu besänftigen. Fülle niemals Salzwasser in die Klangschale, denn dadurch wird das Metall angegriffen.

Wenn ein Patient ernsthafte gesundheitliche Probleme mit den Lungen, dem Herzen oder gar Krebs hat, dann kannst Du seine Hände mit diesem Wasser benetzen und die Behandlung mit einigen Berührungen des Pluspoles Deines Heilstabes auf den Handflächen des Patienten beginnen.

Probleme mit dem Dritten Auge können zu Kopfschmerzen und ernsten Migräneanfällen führen. Ebenso kann schlechtes Karma das Dritte Auge blockieren. Um diesen Patienten zu helfen, fülle die Klangschale mit Wasser und lege einen Bergkristall hinein. Nun erzeuge eine Schwingung der Klangschale für fünf Minuten. Anschließend fülle das so energetisierte Wasser in ein anderes Gefäß. Am besten für unsere Zwecke eignet sich eine Plastiktüte. Lass den Patienten sich niederlegen und bedecke seine Augen mit einem Tuch. Nun perforiere die Plastiktüte an einer Stelle mittels einer dünnen Nadel. Nun lasse das Wasser aus der Tüte auf die Stirn des Patienten tropfen. Gehe dabei von oben nach unten und zurück, wie im Bild gezeigt. Diese Behandlung sollte mindestens zehn Minuten dauern.

(siehe nebenstehende Abb. 24)

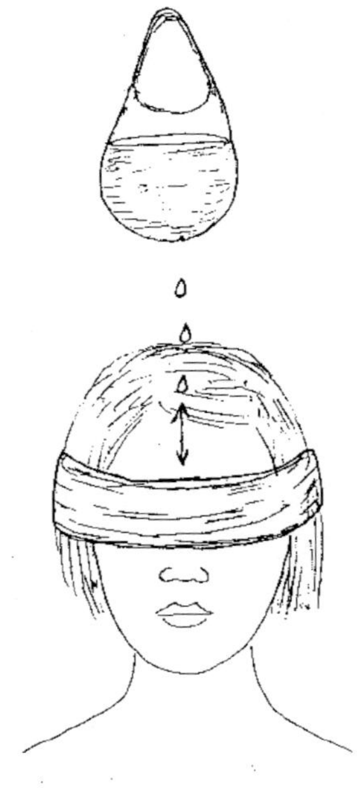

Die Chakren

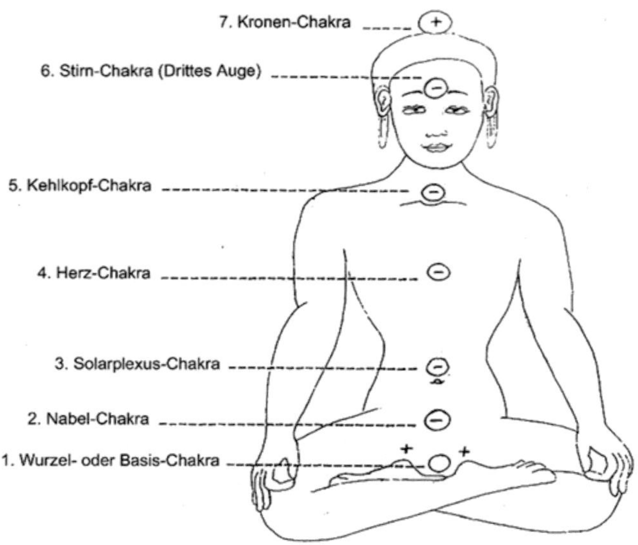

Abb. 25: Die Chakren

1. Wurzel- oder Basis-Chakra
2. Nabel-Chakra
3. Solarplexus-Chakra
4. Herz-Chakra
5. Kehlkopf-Chakra
6. Stirn-Chakra (Drittes Auge)
7. Kronen-Chakra

Die sieben Chakren bilden die sieben Hauptenergiezentren des menschlichen Körpers. Versuche auf jeden Fall, alle Chakren zu öffnen und zu aktivieren. Probleme mit einem Chakra bedeuten Probleme mit einer bestimmten Art der Energie Deines Körpers. Dies führt zu Erkrankungen.

Jedes Chakra hat seine eigene Farbe und gibt dem physischen Körper bestimmte Funktionen. Es ist mit verschiedenen Organen des menschlichen Körpers verbunden sowie mit bestimmten Mineralien. Jedes Chakra hat seine eigenen Qualitäten und Aufgaben. Diese sollen im Folgenden dargestellt werden. Beginnen wir dabei mit dem Wurzel-Chakra.

1. Wurzel- oder Basis-Chakra

Seine Farbe ist ein tiefes Rot, sein Element ist die Erde.

Es sorgt für die Vitalität des physischen Körpers, ist verantwortlich für den Überlebensinstinkt und den Selbstschutz des Menschen.

Mineralien, zu denen es in Verbindung steht, sind Rubin, Blutstein, Roter Jaspis, Schwarzer Turmalin und Rauchquarz.

Seine Qualitäten liegen in der Erdung, der Individualität und Stabilität, der Selbstsicherheit, Gesundheit, des Mutes und der Geduld.

Probleme mit diesem Chakra verursachen Unsicherheit, Ärger und insbesondere bei Frauen sexuelle Probleme. Um solche Probleme zu behandeln, genügt es, mit dem Plus-Pol des Heilstabes die Region neben dem Chakra zwei Mal für jeweils eine Minute leicht zu berühren.

2. Nabel-Chakra

Seine Farbe ist ein klares Orange, sein Element das Wasser. Es sorgt für die Verdauung aufgenommener Speisen, körperliche Kraft, Vitalität und eine gesunde Sexualität. Das Chakra ist mit den Genitalien, den Eileitern der Frau und der Prostata des Mannes sowie der Blase verbunden.

Seine Mineralien sind Koralle, Gold, Bernstein, Citrin und Goldtopas.

Die Funktion des Chakras sorgt für das Geben und Empfangen von Emotionen wie materiellen Wünschen, sexuellem Begehren, Vergnügen und der Aufnahme von neuen Ideen.

Probleme, die von einer Dysfunktion des Chakras herrühren, können übermäßige Nahrungsaufnahme ebenso wie sexuelle Störungen sein, auch Neidgefühle sowie die rücksichtslose Umsetzung eigener Wünsche und Begierden. Infektionen der Harnwege sind ebenfalls ein sicheres Indiz für Probleme mit diesem Chakra. Die Behandlung erfolgt durch den Minus-Pol des Heilstabes. Damit lässt sich das Chakra stimulieren. Übe für 2 Minuten einen sanften Druck mit dem Minus-Pol des Gyazmos auf das Chakra aus.

3. Solarplexus-Chakra

Seine Farbe ist ein kräftiges Gelb, sein Element das Feuer. Es sorgt für die Vitalität des Nervensystems und des gesamten Metabolismus.

Die Organe, mit denen es in Zusammenhang steht, sind der Darm, der Magen, die Leber, die Galle, die Blase ebenso wie die Muskeln und das Nervensystem.

Als Mineralien dieses Chakras werden Bernstein, Citrin, Goldtopas und Goldkalzit angesehen. Das Solarplexus-Chakra sorgt für die Ausprägung individueller Kraft, des Willens, der Selbstkontrolle, Herzlichkeit und Motivation, des Überwindens von Begierden und der Aufmerksamkeit im Hier und Jetzt.

Probleme mit diesem Chakra führen zu unmotiviertem Ärger, Ängsten, der Blockade von Gefühlen oder dem sich Verlieren in Emotionen.

Um dieses Chakra zu stimulieren, übe mit dem Minus-Pol des Heilstabes für eine Minute einen sanften Druck darauf aus.

4. Herz-Chakra

Seine Farbe ist ein sattes Grün, sein Element die Luft.

Es sorgt für eine Verankerung des Höheren Selbst (der Seele, des wahren Ich oder wie wir unser wahres Selbst auch immer nennen wollen) im physischen Körper.

Mineralien, mit denen dieses Chakra verbunden ist, sind Smaragd, grüne Jade, grüner Turmalin und Rosenquarz.

Es sorgt für eine selbstlose oder göttliche Liebe, die Fähigkeit des Vergebens und Mäßigkeit.

Dysfunktionen dieses Chakras führen auf der körperlichen Ebene zu Herzproblemen, im seelischen Bereich zu Liebesunfähigkeit sowie emotionaler Instabilität.

Um dieses Chakra zu stimulieren, benutze ebenfalls den Minus-Pol des Heilstabes und übe damit für eine Minute einen sanften Druck auf das Chakra aus.

5. Kehlkopf-Chakra

Seine Farbe ist das Himmelsblau, sein Element der Äther (oder die Akasha).

Es steht für die Fähigkeit der Kommunikation ebenso wie allgemein für Schwingungen oder Töne.

Daher ist es unmittelbar mit der Kehle und dem Mund verbunden.

Mineralien für das Herz-Chakra sind Lapislazuli, Türkis, Aquamarin und Azurit.

Es sorgt für die Fähigkeit zu wahrer Kommunikation, die den Gesprächspartner erreicht und berührt, die Artikulation, die Fähigkeit zu Schreiben und sich auf künstlerische Weise auszudrücken. Die Funktion des Chakras steht ebenso für Wahrheitsliebe, Friedfertigkeit, Offenheit und Wissen.

Blockaden in diesem Chakra führen zu Depressionen, Kommunikationsschwierigkeiten sowie Atemproblemen wie etwa Asthma.

Für die Behandlung des Kehlkopf-Chakras wird ebenfalls der Minus-Pol des Heilstabes benutzt. Ein fester Druck darauf für etwa zwei Minuten sorgt für das Öffnen des Chakras.

6. Stirn-Chakra (Das „Dritte Auge")

Seine Farbe ist ein tiefes Indigo oder Dunkelblau. Sein Element ist das Licht.

Es sorgt für die Vitalisierung des Tagesbewusstseins und des zentralen Nervensystems. Die Funktion des

Chakras kann bei entsprechenden Praktiken (Visualisierung, Meditation, Yoga) auch zu Visionen des Göttlichen führen. Dies wird das „Öffnen des Dritten Auges“ genannt.

Das Chakra ist direkt mit den Augen, der Nase und den Ohren verbunden.

Seine Mineralien sind Lapislazuli, Bergkristall, Saphir, Azurit und Turmalin.

Es beflügelt unsere Intuition, die Vorstellungskraft und die innere Führung. Außerdem verhilft es zu einer Steigerung der Konzentration, der spirituellen Hingabe, Weisheit und Realisierung der spirituellen Lebensaufgabe.

Probleme mit diesem Chakra führen zu Kopfschmerzen (Migräne) und zu Schwierigkeiten mit den Augen (Einschränkung der Sehfähigkeit bis hin zu Blindheit).

Um dieses Chakra zu öffnen und seine Schwingung zu erhöhen, benutze den Minus-Pol des Heilstabes mit leichtem Druck darauf für täglich zwei Minuten.

7. Kronen-Chakra

Seine Farbe ist ein tiefes Violet.

Dieses Chakra verbindet den Verstand mit dem Unbewussten und dem Göttlichen.

Die Mineralien des Kronen-Chakras sind Amethyst, Diamant, Bergkristall und Serenite.

Das Chakra vereint das Höhere Selbst mit der menschlichen Persönlichkeit, sorgt für Inspiration und die Fähigkeit zur Vereinigung mit dem Göttlichen.

Probleme mit diesem Chakra äußern sich in einem Mangel an Inspiration ebenso wie in geistiger Verwirrung und Depressionen.

Um dieses Chakra zu öffnen, sind Behandlungen mit dem Plus-Pol des Heilstabes notwendig. Dreimal täglich (morgens, mittags und abends) sollte eine Behandlung mit leichtem Druck für 2 Minuten auf dieses Chakra erfolgen.

Der Begriff Chakra bedeutet Rad. Ein Chakra in Funktion gleicht einem rotierenden Rad, und gibt seine spezielle Energie auf diesem ganz besonderen Weg weiter. Die sieben Chakren des menschlichen Körpers korrespondieren mit ganz spezifischen Aspekten unseres Bewusstseins. Der Hauptzweck der Arbeit mit den Chakren und des Verstehens ihrer Wirkungsweise liegt darin, Integration und Ganzheit unseres Selbst zu erreichen.

Es ist dabei besonders wichtig, zu begreifen, dass die Chakren Pforten zu unserem Bewusstsein sind. Die Energie, welche durch unsere Emotionen und Gedanken erzeugt wird, fließt durch unsere Chakren. Wenn wir also diese Chakren und ihre Funktionen begreifen, dann verstehen wir auch unser Selbst. Dies lässt uns dann unsere täglichen Entscheidungen aus einer Warte der Achtsamkeit heraus betrachten. Wir beginnen, uns selbst zu erkennen.

Es gibt einen einfachen, aber besonders kraftvollen Weg, unsere Chakren zu öffnen und ihre Energien auszubalancieren. Liebe Dich und Deinen Nächsten selbstlos. Dieser Weg führt auch dazu, Deinen Körper und Deinen Geist gesund zu erhalten.

Am besten, Du sagst Dir täglich, dass dies möglich ist. Mach es zu Deinem Motto, zu Deiner Affirmation. Gemeinsam mit einer Reinigungsmeditation wird dies ungeahnte Wirkungen zeitigen. Vergegenwärtige Dir, dass Du jeden Menschen liebst, und niemandem ein Leid zufügen wirst. Spüre diese selbstlose Liebe in Deinem Herzen, so stark

Du nur kannst. Wenn Du ein wahrer Heiler werden willst, dann bedenke immer, dass LIEBE allein die Quelle aller Heilung ist.

Ein weiterer Weg, die Chakren zu öffnen, ist ein Leben in vollkommener Integrität und Rechtschaffenheit. Ergänze diesen Weg auch im körperlichen Bereich, indem du mehr frisches Obst und Gemüse zu Dir nimmst. Ein klarer Bergkristall in Deinem Trinkwasser stärkt nicht nur Dein Selbstwertgefühl, sondern schärft auch Dein Bewusstsein. Der selbstlose Dienst am Nächsten ist ein natürlicher Weg, um Deine Chakren zu öffnen und zu reinigen. Nutze darüber hinaus auch die Kraft von Mantren, Gebeten, Affirmationen sowie der Visualisation und Meditation. Fasten für kurze Zeiträume (eine oder maximal zwei Wochen), hilft der körpereigenen Regeneration und stärkt Deine spirituellen Kräfte.

Eine gute Übung ist es, sich vollkommen im Hier und Jetzt zu bewegen. Sei Dir Deiner Selbst jetzt und hier vollkommen bewusst. Beobachte den Denker in Dir. Befreie Dich dadurch von einem endlos in Gedanken an die geschehene Vergangenheit oder eine ungewisse Zukunft gefangenen Verstand. Lebe den Augenblick in vollkommener Stille, vollkommener Achtsamkeit und vollkommenem Bewusstsein. Dies ist der rascheste Weg zur Erleuchtung. Achte auf Deinem Atem und versuche, Deinen Körper von innen zu fühlen. Dies sind ebenfalls sehr effiziente und erfolgversprechende Übungen auf dem Weg zum Heiler.

Heilmeditationen

Die Heilung eines Patienten bedeutet nicht nur, Deinen Heilstab zu benutzen. Wichtig ist es vor allem, dass Du die fünf Elemente Deiner Feuer-Energie pflegst und entwickelst.

(siehe nebenstehende Abb. 26)

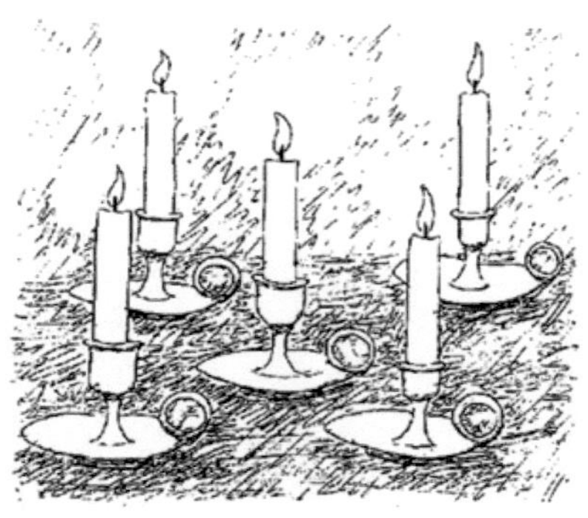

Eine gute Meditation dafür ist es, für fünf bis zehn Minuten fünf brennende Kerzen konzentriert und intensiv zu betrachten. Schließe dann Deine Augen und vergegenwärtige Dir das Bild der brennenden Kerzen vor Deinem Inneren Auge. Langsam werden sich dabei die fünf Lichter zu einem einzigen mächtigen Leuchten vereinen. Betrachte für weitere fünf Minuten dieses kraftvolle Innere Licht. Es wird Dir zusätzliche Energie und Erinnerungsvermögen verleihen. Die beste Zeit, um eine solche Meditation auszuführen, ist der frühe Morgen. Wenn Du am Tag Behandlungen durchführst, dann erinnere Dich dieses Lichtes und konzentriere Dich darauf. Du wirst seine Energie erneut spüren und nutzen können.

Eine weitere effiziente Meditation am Morgen ist das Sonnengebet.

Nutze dazu das Mantra OM SHURYA NAMA OM.

Beginne mit einem OM, dessen Ton so tief wie nur möglich sein sollte. Hole das OM tief aus Deinem Bauch. Bitte um Kraft und Energie. Versprich Dir selbst, dass Du gerade heute jeden, dem Du begegnest, glücklich machen wirst, und niemandem ein Leid zufügst.

Es ist nicht jedem gegeben, mit den frühen Vögeln zu erwachen, und den Tag zu beginnen. Mach Dir also keine Sorgen, wenn Deine Freunde Dich eine Eule nennen – auch Nachtmenschen können Ihre Heilkräfte gezielt entwickeln und einsetzen.

Ein gutes Mittel dazu ist die Mondlichtmeditation. Sie sollte niemals vor 22.00 Uhr erfolgen und nur dann, wenn ausreichend Mondlicht vorhanden ist. Nutze dazu eine Schale mit Wasser, in dem sich der Mond spiegelt. Betrachte die Reflexion des Mondes im Wasser. Schließe dann Deine Augen und betrachte das Mondlicht in einer inneren Schau für etwa fünf Minuten. Die komplette Meditation wird Dich nicht mehr als zehn Minuten kosten.

Wenn Du nun einem Patienten die Energie aus Deiner Meditation weiter geben möchtest, so erinnere Dich des Lichtes der fünf Kerzen und spüre ihre Energie erneut. Schließe Deine Finger und lege deine Hände über die des Patienten mit der Handfläche nach unten (spenden von Energie). Lass den Patienten seine Finger ebenfalls schließen und seine Hände mit der Handfläche nach oben unter Deine legen (empfangen von Energie). Dann bitte darum, dass sich das Problem des Patienten in Deiner Vorstellungskraft manifestiert. So bekommst du einen Einblick in die wirkliche Situation des Patienten. Dann sende Deine Energie durch die Hände Deines Patienten.

(siehe Abb. 27 nächste Seite)

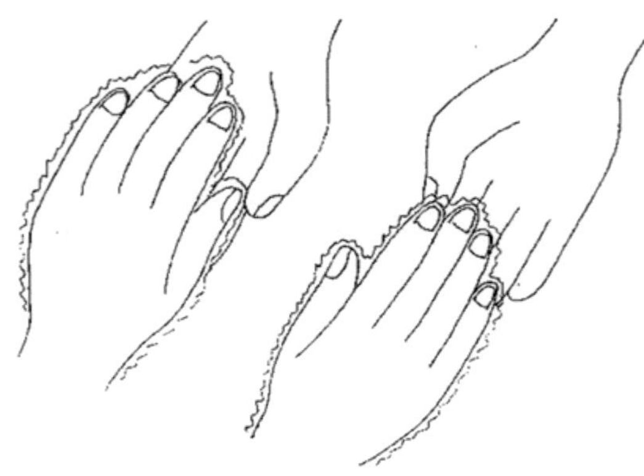

Bedenke, dass die heilende Kraft eines Gyazmo am besten in den Händen eines Heilers wirkt, der über eine gute eigene Heilenergie verfügt.

Lege deshalb den Heilstab alle zwei Monate für mindestens eine Stunde in das Licht des klaren Mondes. Dieses Ritual kannst Du auch sehr gut mit einer Mondlichtmeditation kombinieren.

Die Kristallkugel

Dies ist eine sehr vorteilhafte Meditation für den Heiler. Sie öffnet das siebte Chakra und verhilft Dir zu einer gesteigerten Konzentrationsfähigkeit. Außerdem wirst Du Dich danach auch körperlich besser fühlen, was wichtig für einen Heiler ist.

Setze Dich zu dieser Übung in Deinem Meditationsraum im Lotussitz nieder und konzentriere Dich für drei Minuten. Hebe Deine Hände und sammle etwas Energie durch die entsprechenden Bewegungen mit Armen und Händen. Nun transformiere diese Energie und stell Dir vor, dass daraus eine große Kristallkugel zwischen Deinen

Händen über Deinem Kopf wird. Nun komprimiere diese Energie und lass die Kugel immer kleiner werden. Nun bringe die Kristallkugel herab vor Deinen Körper und achte dabei darauf, dass die sie perfekt rund bleibt. Nun kannst Du diese Energiekugel in eines Deiner Chakren hinein schieben. Beginne dabei mit dem Wurzelchakra und gehe dann hinauf bis zum Kronenchakra. Danach kannst Du die Übung in umgekehrter Reihenfolge der Chakren wiederholen. Du wirst sehr bald spüren, wie sehr dich diese Energie erfrischt und vitalisiert. Dadurch öffnet sich Dein siebtes Chakra Stück für Stück. Spüre die Energie in Dir, wenn Du die Kristallkugel in eines Deiner Chakren schiebst. Konzentriere Dich ausschließlich auf dieses Gefühl.

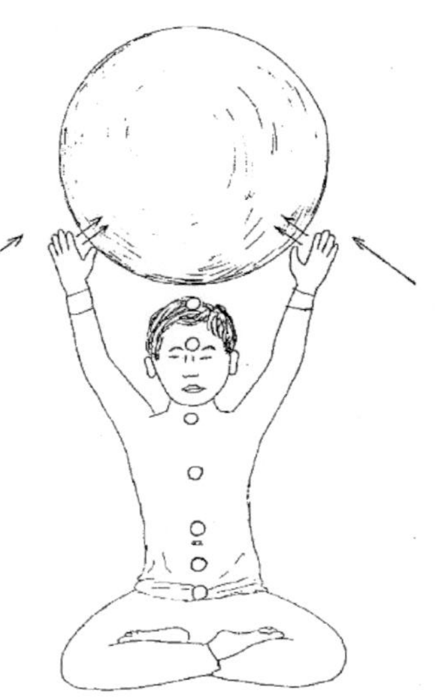

(siehe nebenstehende Abb. 28)

Reinigungsmeditation

Setz dich zu dieser Meditation im Lotussitz nieder und falte Deine Hände. Atme dann tief ein und vollführe mit den zusammengelegten Händen einen Kreis (siehe Bild), während Du ausatmest. Mach dies dreimal hintereinander. Dies ist der Beginn der Reinigungsmeditation.

(siehe nachfolgende Abb. 29 A + B)

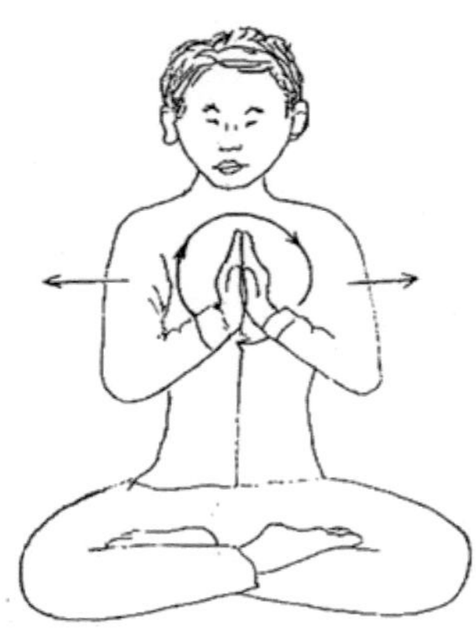

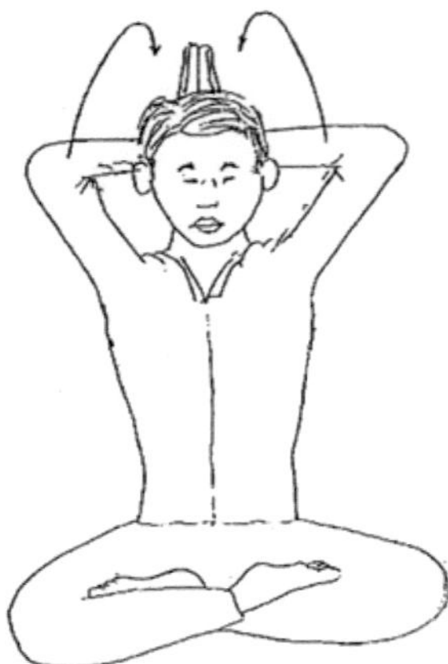

Nun atme ein und neige Dich dabei nach rechts. Atme aus und richte Dich wieder auf. Atme wiederum ein und neige dich dabei nun nach links. Atme aus und richte Dich auf. Diese Übung dient der Reinigung Deines Herzens.

Atme wieder tief ein und erhebe Deine Hände. Lege sie hinter Deinem Kopf zusammen. Führe sie danach in die Ursprungsstellung vor Deiner Brust zurück und atme dabei aus. Diese Übung ist dafür da, schlechte Angewohnheiten abzulegen.

Die Reinigungsmeditation solltest Du jeden Morgen für etwa 10 Minuten vor Beginn Deiner Arbeit ausführen. Du kannst sie mit der im Folgenden beschriebenen Sonnenmeditation verbinden.

Sonnenmeditation

Lege deine Hände zusammen und warte in vollkommener Stille für eine Minute. Dann lege beide Daumen an Deine Stirn und schließe Deine Augen für einen Moment. Konzentriere Dich für eine Minute auf die Sonnenenergie. Alle Energie, welche du auf diese Weise von der Sonne empfängst, kannst Du an andere Menschen weitergeben. Konzentriere Dich intensiv auf die Tatsache, dass es Dir möglich ist, diese Energie anderen zu spenden.

(siehe nachfolgende Abb. 30 A - C)

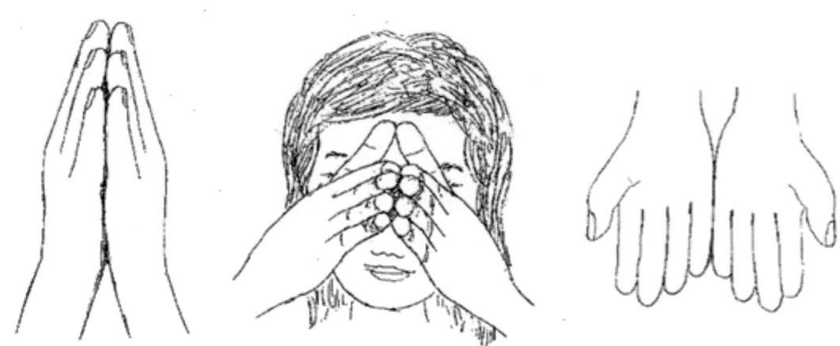

Reinigen der eigenen Aura

Dies ist eine besonders kraftvolle Übung, welche du einmal pro Woche ausführen solltest. Es ist möglich, diese Reinigung allein auszuführen, stärker wirkt sie jedoch in einer Gruppe. Lege dazu Deinen Heilstab in die Mitte der versammelten Anwesenden. Solltest Du allein sein, lege den Heilstab vor Dich hin. Der Pluspol zeigt dabei in Deine Richtung. Nun singe für zehn Minuten ein tiefes AUM. Beginne langsam und lasse den Ton direkt aus Deinem tiefsten Inneren kommen. Schließ die Augen und singe AA-

AUUUMMM, solange es dir möglich ist. Diese Übung reinigt Deine Aura und vermittelt Dir ein Gefühl tiefen inneren Friedens.

(siehe nachfolgende Abb. 31)

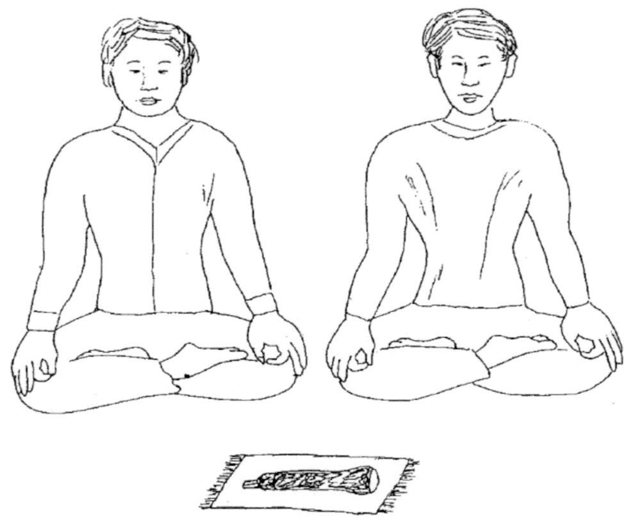

Techniken gegen Erschöpfungszustände

Lege den kleinen Finger, den Ringfinger und den Mittelfinger Deiner rechten Hand zwischen dieselben drei Finger Deiner linken Hand, wie in Bild A dargestellt. Nun schiebe den Zeigefinger der rechten Hand über die linke Hand und drücke ihn fest zusammen mit dem Daumen und dem Zeigefinger der linken Hand (siehe Bild B). Nun atme tief ein und führe Deine beiden Hände zusammen nach links. Atme aus und kehre mit den Händen in die

Ausgangsstellung zurück. Führe die Übung anschließend nach rechts, nach oben und zum Schluss nach unten aus.

(siehe nachfolgende Abb. 32 A + B)

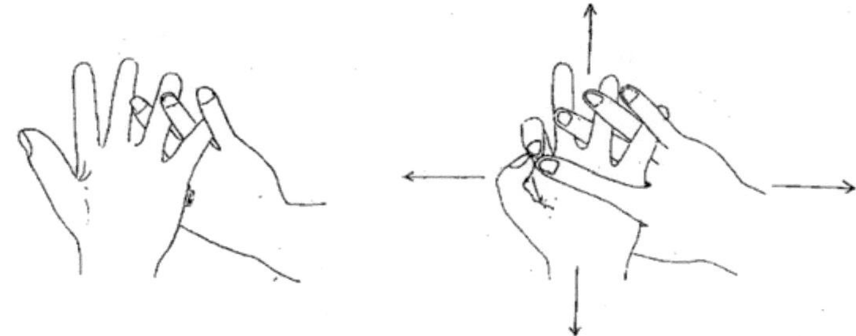

Am besten wirkt diese Technik frühmorgens, noch vor der täglichen Dusche. Sie schützt zuverlässig vor Erschöpfungszuständen und hilft Dir, Deinen Verstand klar und wach zu erhalten.

Einige Ratschläge zur Ernährung

Eigelb führt dem Körper Hitze zu. Iß daher Eier am besten nur in der kalten Jahreszeit und keinesfalls zu viel davon.

Schwarzer Pfeffer ist ein sehr heißes Gewürz, und kann, im Übermaß genossen, ungesund sein.

Chili ist zwar ebenfalls sehr scharf im Geschmack, führt dem Körper aber deutlich weniger Hitze zu, als schwarzer Pfeffer. Wenn Du scharf gewürzte Speisen magst, dann benutze zur Zubereitung lieber Chili.

Tomaten kühlen und reinigen den Körper. Sie sind daher sehr gesund. Achte allerdings darauf, dass sie aus wirklich biologischem Anbau stammen.

Zucker kannst Du zum Süßen in Maßen verwenden. Allerdings sollte es brauner Rohrzucker und kein raffinierter weißer Zucker sein. Alternativ eignet sich Honig.

Bohnen und Kartoffeln solltest Du nicht zu oft zu Dir nehmen. Sie können Verdauungsstörungen verursachen.

Gedünsteter und leicht gesalzener Blumenkohl ist ein leckeres, kleines Gericht.

Der Genuss von Möhren soll gut für die Sehkraft sein.

Verwende als Sättigungsbeilage am besten Schwarz- oder Vollkornbrot.

Käse und Milch solltest Du nur in kleinen Mengen zu Dir nehmen. Sie führen leicht zu Übergewicht. Ein guter Ersatz ist Naturyoghurt.

Äpfel solltest Du oft und ausreichend essen. Sie sind sehr gesund und helfen, die körpereigene Energie im Gleichgewicht zu halten.

Schwangere sollten auf Papaya verzichten.

Bananen sind sehr gehaltvoll – isst Du zu reichlich davon, wirst du es bald an Deinem Körpergewicht spüren.

Orangen und frisch gepressten Orangensaft solltest Du häufig zu Dir nehmen. Dies ist sehr gut für die Reinigung der Haut, denn Orangen helfen beim Entschlacken.

Ananas ist ein gutes Hausmittel, um Husten oder Erkältungen kurieren zu helfen.

Zitronen sind sehr gesunde Früchte. Trink täglich drei Gläser Zitronenwasser, und Du wirst so schnell nicht krank werden.

Grapefrucht hilft beim Entschlacken und Abnehmen. Kinder unter 7 Jahren sollten sie allerdings aufgrund des hohen Säuregehalts nicht essen, da es ansonsten bei ihnen zu Verdauungsstörungen kommen kann.

Trauben eignen sich ebenfalls sehr gut zum Abnehmen. Achte darauf, dass sie immer gut gereinigt sind und aus biologischem Anbau stammen.

Erdbeeren helfen bei der Reinigung des Körpers. Du solltest aber nicht zu viel davon essen.

Melonen sind sehr gesund und eignen sich, wenn Du Dein Idealgewicht halten willst.

Mangos helfen bei der Stärkung der Konzentrationsfähigkeit und lindern Depressionen.

Es steht Dir frei, Fleisch zu verzehren, doch iss nicht zu viel davon. Geflügel und Fisch sind gesünder als ein Braten vom Rind oder Schwein. Wenn Du Dich jedoch ernsthaft auf den Weg eines Heilers gemacht hast, wirst Du schnell erkennen, dass es besser ist, auf Fleisch zu verzichten. Eine vegetarische Lebensweise fördert Deine spirituellen Kräfte.

Die Behandlung diverser Erkrankungen

1. Behandlungspunkte an den Händen

Die menschlichen Hände haben diverse Punkte, die für eine Behandlung mit dem tibetischen Heilstab geeignet sind. Du kannst diese Punkte nutzen, wenn die Erkrankung des Patienten noch nicht zu weit fortgeschritten ist. Ebenso kannst Du mit diesen Punkten ergänzend zu anderen Behandlungen arbeiten.

(siehe nachfolgende Abb. 33 – Handinnenfläche)

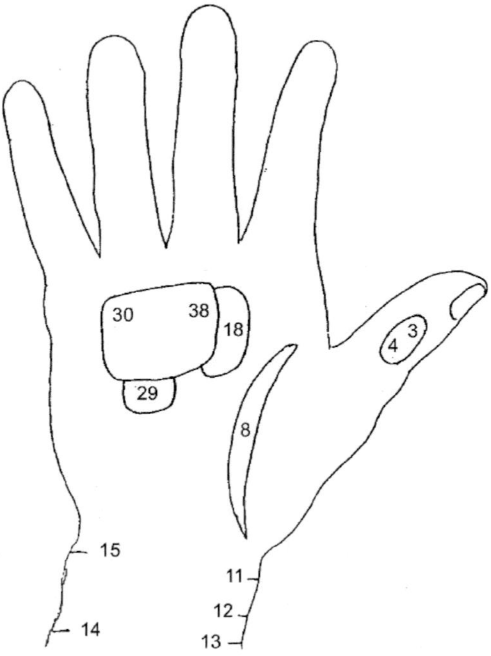

Nutze hierbei immer den Pluspol des Heilstabes. Übe für jeweils zehn Sekunden Druck auf den gewählten Punkt aus. Mach das dreimal hintereinander. Die Behandlung beendest Du, indem Du dreimal für je zehn Sekunden Druck auf den im Bild mit der Nummer 4 gekennzeichneten Punkt ausübst.

Die Behandlungspunkte der Hand haben dabei folgende Bedeutungen:

3 = gegen zu frühes Ergrauen der Haare
4 = nutze diesen Punkt immer, wenn Du eine Behandlung abschließt, und bevor Du mit einer anderen Behandlung beginnst
11 = zur Behandlung von Blasenleiden
12 = bei sexuellen Problemen von Männern
13 = bei Kopfschmerzen, insbesondere solchen, die sich in einer Seite des Kopfes ausprägen
14 = bei sexuellen Problemen von Frauen
15 = Stärkung des Blutkreislaufes und der körpereigenen Abwehrkräfte
8 = Behandlung bei nervlich bedingten unkontrolliertem Zittern oder Zucken
18 = bei Potenzproblemen
29 = für Menschen, die ständig unter einem Gefühl des inneren Frierens oder Fröstelns leiden, um den Blutkreislauf anzuregen
30 = Behandlung der Lungen
30 = zur Vorbeugung von Erkältungen und grippalen Infekten

Statt mit dem Heilstab nur Druck auf einen gewählten Behandlungspunkt auszuüben, ist es auch möglich, eine ganze Gruppe von Punkten zu behandeln. In diesem Fall ändert sich die Bedeutung der einzelnen Behandlungspunkte. Zunächst teile diese in zwei Gruppen auf. Dann nutze den Pluspol des Heilstabes und presse für je fünf Sekunden die entsprechenden Punkte der ausgewählten Gruppe. Dabei können die Behandlungspunkte von Gruppe eins genutzt werden, um Probleme in Zusammenhang mit Schwangerschaft und Sexualität zu lösen. Die Behandlung der Punkte aus Gruppe zwei hilft bei Problemen mit dem Herzen oder der Körperenergie.

(siehe nachfolgende Abb. 34 – Handrücken)

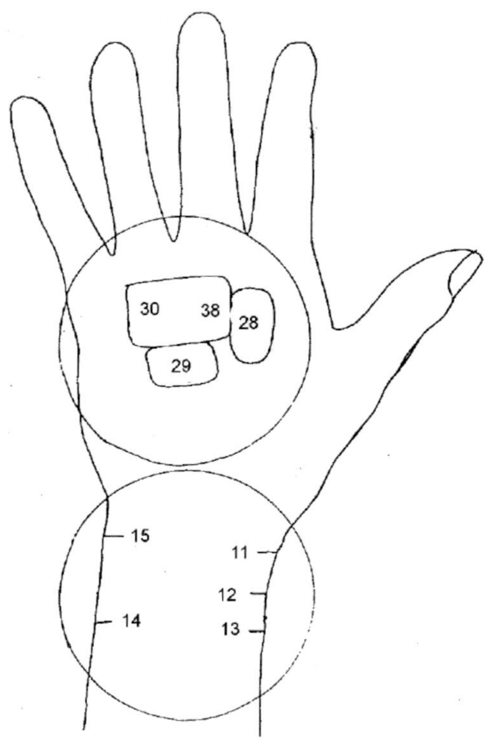

1. Gruppe: übe Druck auf die Punkte 11, 12, 13, 14 und 15 aus.

11 = bei Blasenleiden

12 = Impotenz oder sonstige sexuelle Probleme bei Männern

13 = Probleme der Frauen, schwanger zu werden oder Unfruchtbarkeit

14 = für Frauen mit Problemen in der Schwangerschaft

15 = für Schwangere, um ein gesundes Kind zu bekommen

2. Gruppe: übe Druck auf die Punkte 28, 29, 30 und 38 aus.

28 = gegen Übergewicht und Fettleibigkeit

29 = zur körperlichen Vitalisierung

30 = zur Stabilisierung von Herz und Kreislauf

38 = zur Anregung des Lymphsystems

2. Das Öffnen der Chakren

Um herauszufinden, ob ein Chakra offen oder geschlossen ist, gibt es eine einfache Methode. Lass sich den Patienten entspannt niederlegen und halte dann Deine Hand etwa zwei Zentimeter über das jeweilige Chakra. Wenn Du dabei Wärme oder Energie spürst, dann ist das Chakra geöffnet und in Funktion.

Sollten ein oder mehrere Chakren geschlossen sein, so ist es möglich, sie durch die Anwendung der beiden Pole des Heilstabes zu öffnen, so wie im Bild dargestellt. Übe bei der Behandlung jeweils zehn Sekunden lang Druck auf die bezeichneten Punkte aus.

Jene Stellen, die im Bild mit den Zahlen 3 und 5 gekennzeichnet sind, werden hierbei nicht behandelt, da ansonsten die Funktion der jeweiligen Chakren gestört werden kann.

(siehe nachfolgende Abb. 35)

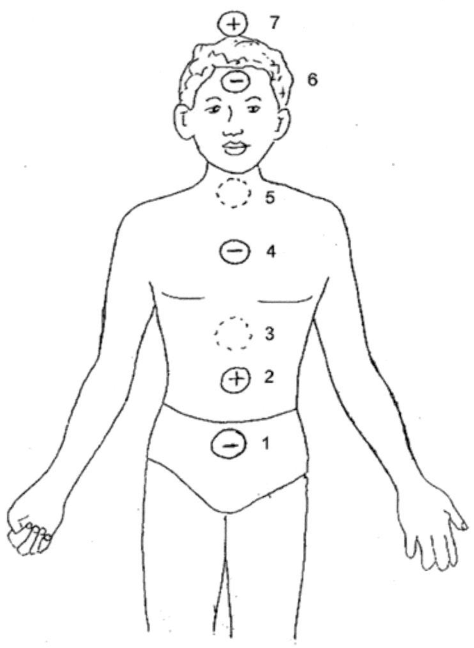

3. Behandlung bei Antriebslosigkeit / Trägheit

Zunächst soll sich der Patient mit geschlossenen Augen niederlegen. Dann behandle ihn mit dem Pluspol des Heilstabes an beiden Füßen, so wie im Bild dargestellt.

Folge bei der Behandlung den Punkten von Nr. 1 bis Nr. 38. Übe auf jeden Punkt einen mäßigen Druck für jeweils zehn Sekunden aus.

(siehe nebenstehende Abb. 36)

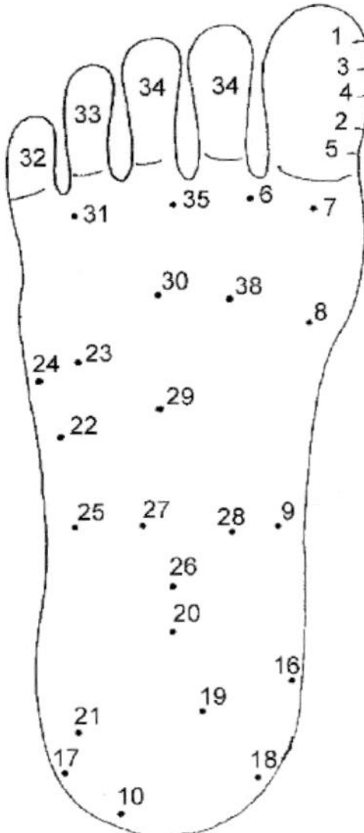

4. Erhöhung der Konzentrationsfähigkeit

Nutze zunächst den Pluspol des Heilstabes, und übe dreimal hintereinander für jeweils zehn Sekunden Druck auf jenen Punkt aus, der im Bild dargestellt ist. Bewege dabei den Stab kreisförmig. Behandle beide Füße.

Nun halte den Minuspol des Heilstabes in heißes Wasser. Übe dann einmal für zehn Sekunden mit dem erwärmten Minuspol des Stabes Druck auf dem im Bild gezeigten Punkt aus. Behandle auf diese Weise ebenfalls beide Füße.

(siehe Abb. 37 nächste Seite)

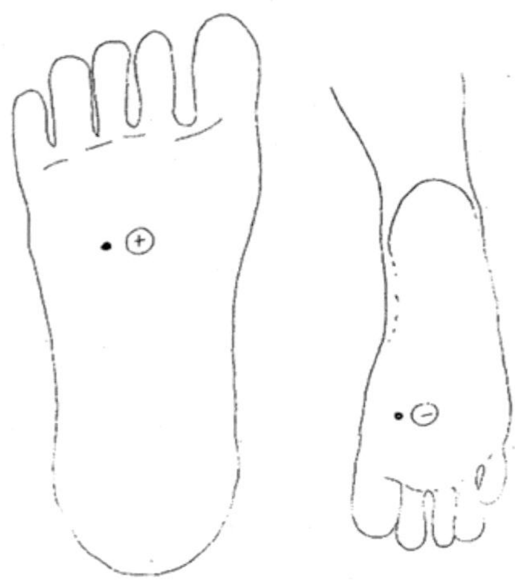

Depressionen / Stress

Bei der Behandlung von Depressionen, Stress und anderen psychischen Problemen unterscheiden wir Patienten, die sich mit bestimmten Übungen selbst helfen können (siehe 1. Behandlungsmethode) und solchen Patienten, die durch den Krankheitsverlauf so beeinflusst sind, dass sie sich nicht mehr auf die entsprechenden Übungen konzentrieren können. Für diese Gruppe eignet sich dann die 2. Behandlungsmethode.

1. Behandlungsmethode· Der Grund für Depressionen und Stresssymptome kann neben zu großem beruflichen Engagement oder privaten Problemen auch im übermäßigen Konsum von Fleisch zu suchen sein. Daher ist es zunächst notwendig, auf körperlicher Ebene die Ernährung umzustellen. Der Patient sollte grundsätzlich kleinere

Portionen verzehren und auf Fleisch verzichten. Außerdem ist es notwendig, dass er ausreichend Wasser zu sich nimmt, etwa 3 bis 4 Liter Mineral- oder Heilwasser täglich.

Eine weitere Übung ist die tägliche fünf- bis zehnminütige Meditation über die Fünf Elemente. Sie beginnt mit einer intensiven Betrachtung des Mandalas, welches aus fünf Kreisen besteht. Schließe danach die Augen und stell Dir dieses Mantra vor Deinem inneren Blick dar. Führe die fünf Kreise nach und nach zusammen zu einem Kreis in der Mitte, welchen Du schließlich auf einen einzigen Punkt verdichtest.

(siehe nebenstehende Abb. 38)

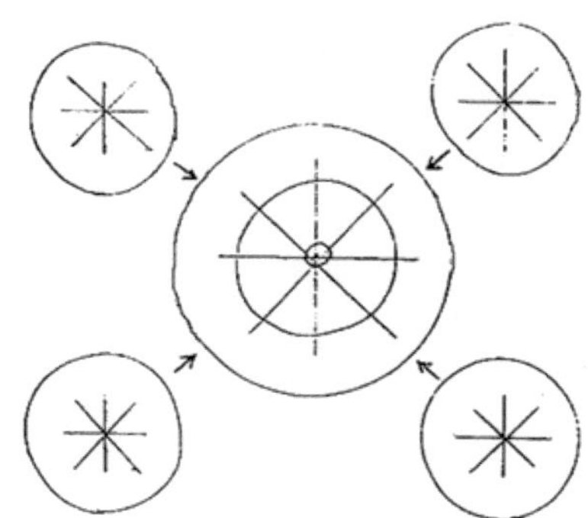

Höre nach der Meditation Entspannungsmusik Deiner Wahl. Mancher mag Klassik, einem anderen gefallen die Kehlkopfgesänge tibetischer Mönche. Finde heraus, was Dir am meisten behagt. Nimm Dir täglich mindestens 15 Minuten Zeit, um Deinem Geist Freiheit zu gewähren. Denk an das, was Du gern tun würdest, und stell Dir vor, dass du es bereits machst.

Auf der Rückseite unseres Kopfes haben wir zwei bestimmte Punkte (siehe Abbildung). Lege Deinen Daumen auf den rechten Punkt und den Pluspol des Heilstabes auf den linken Punkt. Dann übe auf beide Punkte für 10 Sekunden gleichmäßig Druck aus. Wechsele danach die Seiten und drücke erneut für zehn Sekunden.

(siehe nebenstehende Abb. 39)

Auch die folgende Behandlung ist sehr wirksam. Halte Deine rechte Hand mit geschlossenen Fingern etwa 20 cm über den Kopf des Patienten. Dann lass die Hand langsam sinken. Wenn Du dicht über dem Kopf des Patienten bist, entferne die negative Energie aus seiner Aura durch streichende Bewegungen.

Danach halte den Heilstab mit deiner linken Hand über dem Kopf des Patienten, jedoch ohne ihn zu berühren. Nun lass positive neue Energie aus der Handfläche Deiner rechten Hand durch den Minuspol des Heilstabes einfließen und gib sie über den Pluspol des Healing Sticks an den Patienten weiter.

(siehe nebenstehende Abb. 40)

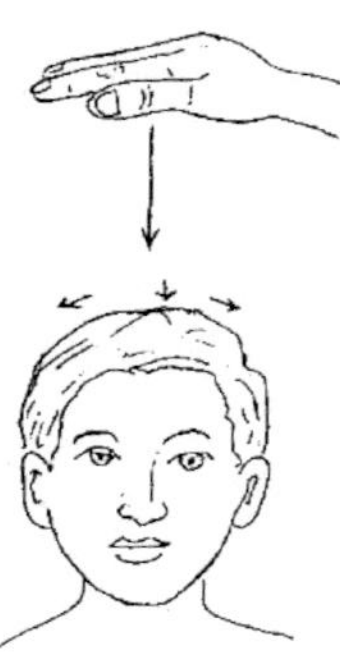

Entfernung negativer Energien

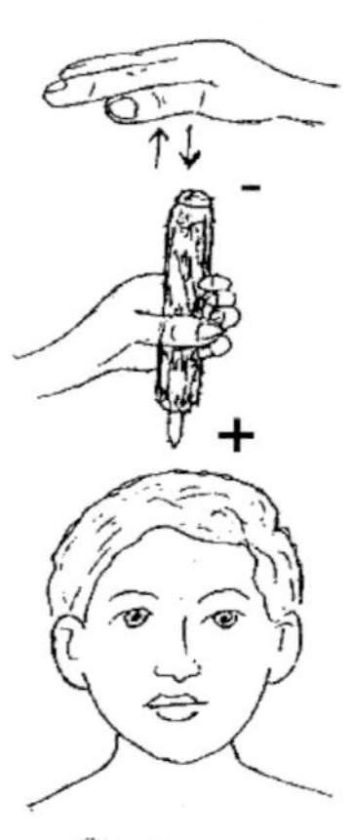

Übertragung positiver Energie

Um die Behandlung abzuschließen, gehe mit dem Pluspol Deines Heilstabes sieben Mal vom Kopf des Patienten bis zu seinen Zehen. Achte darauf, dabei den Körper des Patienten nicht zu berühren.

Geistige Erkrankungen und schwere Depressionen

Diese Behandlungsmethode eignet sich für geistige Gebrechen und tiefe Depressionszustände (Behandlungsmethode 2).

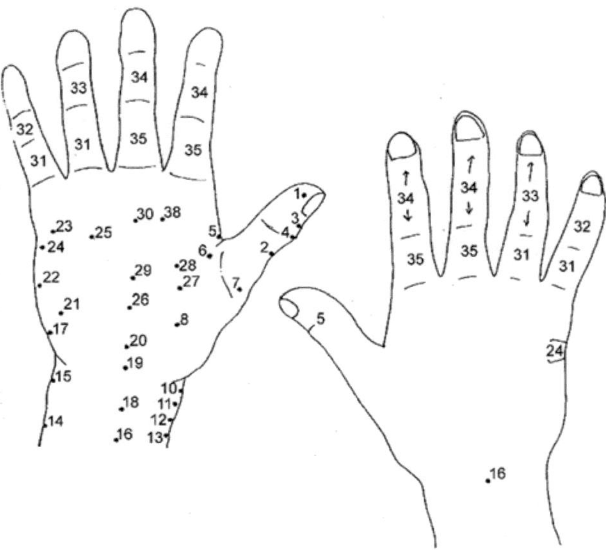

Lass zunächst den Patienten mit geschlossenen Augen sich niederlegen. Nimm dann den Pluspol des Heilstabes und übe auf alle angegebenen Punkte in den Händen des

Patienten *(siehe Abb. 41 oben)* jeweils für zehn Sekunden Druck aus. Beginne dabei mit Punkt Nummer 1 und ende mit Punkt Nummer 38.

Dann benutze den Minuspol des Heilstabes für die Behandlungspunkte auf dem Handrücken. Übe auch hier auf jeden Punkt für zehn Sekunden gleichmäßig Druck aus. Bewege dazu den Heilstab jedes Mal kreisförmig im Uhrzeigersinn. Beginne mit Punkt Nummer 5 und ende mit Punkt Nummer 35.

Burn out Syndrom (auch zur Abwehr von Schwarzer Magie geeignet)

Die Behandlung des Burn out Syndroms ist identisch mit dem Ritual zur Abwehr Schwarzer Magie. Diese kann vereinfacht als Schadenszauber verstanden werden, der ausgeübt wird, um jemandem körperliche und / oder seelische Probleme zu bereiten.

Zur Behandlung ist es notwendig, Heiliges (= Heilendes) Wasser zuzubereiten. Schütte dafür etwas Trinkwasser in eine Schale und verschließe diese mit einem weißen Tuch. Setze diese Schale dann vier Stunden dem klaren Mondlicht aus – am besten bei Vollmond und klarem Himmel. Nun verteile das Wasser auf zwei Schalen. Eine davon stelle auf Deinen Altar oder an den Platz, an dem du Deine Gebete und Rituale verrichtest. Das Wasser aus der anderen Schale benutze für den Patienten.

Wenn der Patient an einem Burn out Syndrom leidet, so bedeutet dies, dass seine eigene Energie durch Überarbeitung oder Überanstrengung sonstiger Art vollkommen aufgebraucht ist. Im Falle Schwarzer Magie hat ihm der Schadenszauber diese Energie entzogen. Es kommt nun darauf an, den Patienten wieder mit frischer, positiver Energie zu versorgen, da seine eigene Quelle erschöpft ist.

Nimm dazu ein wenig von dem Heiligen Wasser und verteile einige Spritzer über den gesamten Kopf des Patienten. Dann nutze den Pluspol des Heilstabes und behandle damit den Patienten von der Stirn bis zum Kronenchakra, wie im Bild gezeigt. Anschließend reibe Deine Hände kurz aneinander und halte sie beide mit geschlossenen Fingern über den Kopf des Patienten. Lasse ihm auf diese Weise neue Energie zufließen.

(siehe nebenstehende Abb. 42)

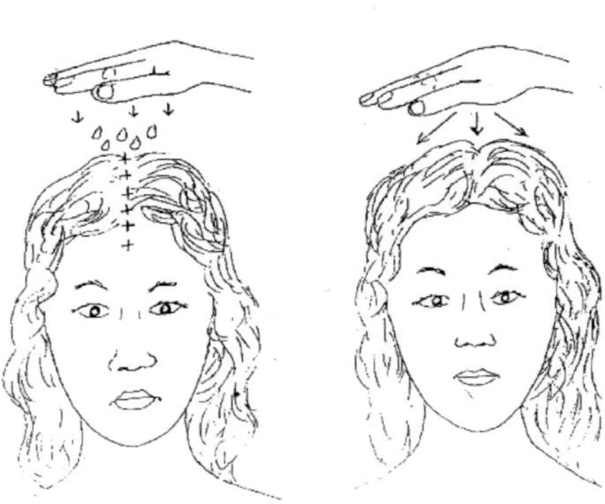

Suchterkrankungen (Rauchen, Alkohol- oder Drogenabhängigkeit)

Bei jeder dieser Suchterkrankungen kommt es darauf an, den Geschmack des Patienten zu ändern. Je eher dies geschieht, umso leichter wird die Behandlung für den Patienten sein.

Lege dazu eine Limette oder kleine Zitrone in ein Glas Trinkwasser. Dann tauche den Pluspol Deines Heilstabes für fünf Minuten in das Wasser ein. Nun sorgt die Limette dafür, dass die Energien aus den verschiedenen Heilsteinen des Stabes auf das Wasser übergehen. Lass den Patienten bei jeder Behandlung ein Glas von dem so behandelten Wasser trinken. Sein Geschmack wird sich sehr bald ändern und die Sucht nach Tabak, Alkohol oder Drogen vergehen.

Beim Alkoholkonsum kommt es auf die Menge der genossenen geistigen Getränke an. Ein Glas Wein oder Bier pro Woche kann sehr gesund sein, eine Flasche Wein oder mehrere Flaschen Bier pro Abend schädigen auf Dauer den Körper nachhaltig. Insbesondere Bauchspeicheldrüse und Leber leiden darunter, aber auch die Sexualkraft lässt deutlich nach.

Um einen Patienten zu behandeln, der Alkoholmissbräuchler oder gar abhängig von Alkohol ist, nimm eine Kupferschale und fülle sie mit Wasser. Dann tauche über Nacht den Pluspol des Heilstabes in dieses Wasser ein. Gib dem Patienten bei jeder Behandlung einen Teelöffel voll von diesem Wasser. Dies wird seinen Geschmack ändern und die Abhängigkeit von Alkohol beseitigen.

Erkrankungen durch Computerarbeit

Diese Erkrankungen werden durch zu lange Bildschirmarbeitszeiten und einen hektischen Lebensstil verursacht. Auf Dauer führt dies zu einem Mangel an Energie oder sogar zu dem bereits beschriebenen Burn out Syndrom.

Lass einen solchen Patienten sich hinlegen und seine Augen schließen. Vor der Behandlung ist es notwendig, dass er Armbanduhr, Brille und sämtlichen Schmuck ablegt.

Nun nimm den Heilstab und lege ihn wie im Bild gezeigt in die Herzgegend des Patienten. Der Pluspol zeigt dabei in Richtung Kopf. Lege eine Hand auf den Bauch des Patienten, die andere auf seinen Kopf. Nun lass ihm auf diese Weise neue positive Energie für drei Minuten zufließen. Danach lass den Heilstab für weitere sieben Minuten auf den Patienten wirken, ohne seine Lage zu verändern. Der Patient soll während dieser Zeit tief ein- und ausatmen.

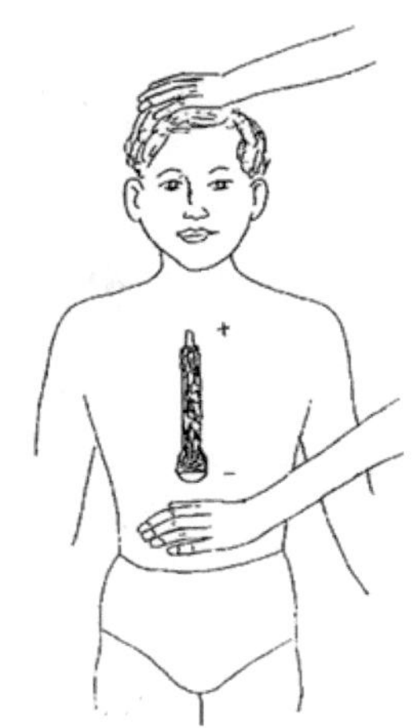

(siehe nebenstehende Abb. 43)

Einige der Patienten werden auch über Probleme mit ihrer Sehkraft und Anfälle von Kopfschmerzen klagen. Statt diese mit Mitteln der westlichen Medizin zu bekämpfen, ist es besser, wenn sie ein ruhigeres Leben führen. Sich Zeit für sich selbst zu nehmen und auch einmal zu meditieren, wirkt in diesen Fällen regelrechte Wunder. Die in diesem Buch beschriebenen Meditationstechniken sind hilfreich für Patienten mit solchen Beschwerden.

Schlaganfall, Gehirnschlag

Benutze den Pluspol des Heilstabes, um an den im Bild gezeigten Stellen von der Stirn bis zum Kronenchakra jeweils für zehn Sekunden Druck auszuüben.

Lege dann beide Daumen auf die Stirn des Patienten. Gehe langsam nach unten zu den Schläfen bis in Höhe der

Augen, wie im Bild gezeigt, während Du kräftigen Druck ausübst. Führe die Behandlung danach in umgekehrter Richtung aus, bis Du wieder die Stirn des Patienten erreichst.

(siehe nebenstehende Abb. 44)

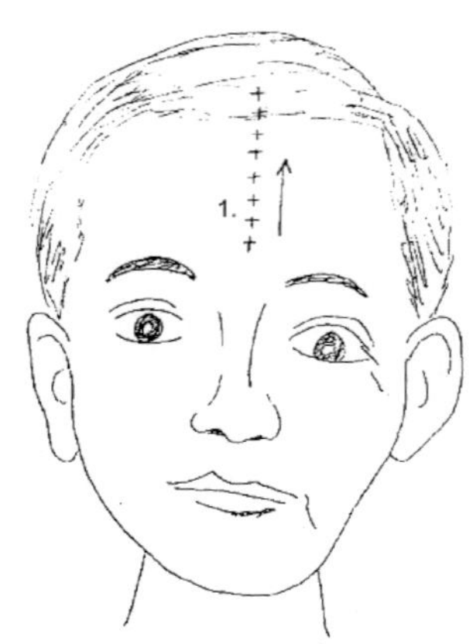

Nimm nun den Minuspol des Heilstabes und setze ihn auf der von Lähmung betroffenen Gesichtshälfte neben dem Mund an. Übe nun für zehn Sekunden Druck aus und bewege den Stab dabei kreisförmig im Uhrzeigersinn.

(siehe nebenstehende Abb. 45)

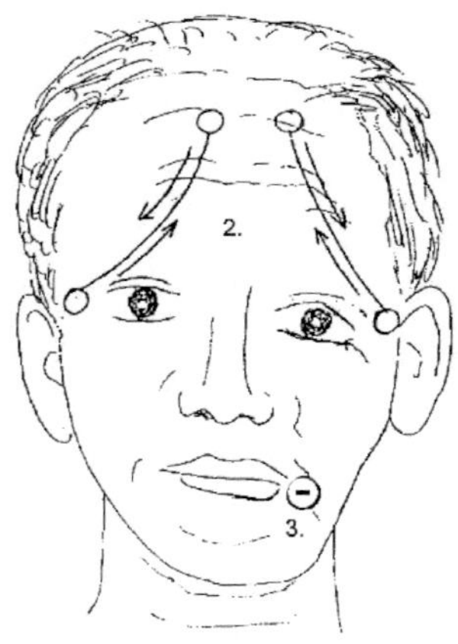

Ein Patient, der einen Hirnschlag erlitten hat, muss Alkohol und Tabak strikt meiden. Er darf auch unter keinen Umständen Fleisch verzehren.

Probleme mit der Sehkraft

Suche Dir eine Wiese oder Grasland in einem Park. Geh jeden Morgen barfuß über diese Wiese für 10 bis 15 Minuten. Auf diese Weise nutzt du die Energie der Natur. Iss so oft wie nur möglich frisches, ungekochtes Gemüse. Besonders Möhren und Rettich sind sehr hilfreich. Diese Form der Behandlung ist für alle geeignet, die eine Brille tragen müssen.

Haarausfall

Ingwer hilft sehr gut gegen dieses Problem. Schneide frischen Ingwer in dünne Scheiben und reibe damit die von Haarausfall betroffenen Stellen ein. Bald werden auch hier wieder Haare sprießen. Ingwertee unterstützt diese Behandlung.

Halsschmerzen, Husten

Nimm bei diesen Beschwerden keine kalten Getränke zu Dir. Benutze den Minuspol des Heilstabes zur Behandlung. Beginne an der Kehle und gehe mit beständigem Druck nach unten. Wiederhole dies sieben Mal.

(siehe nebenstehende Abb. 46)

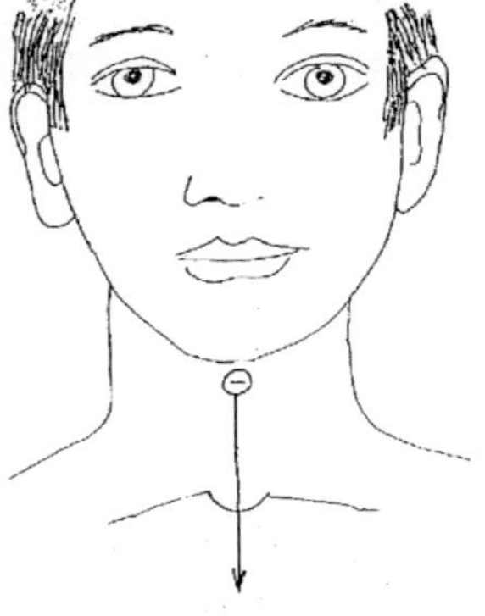

Nackenschmerzen, Rückenschmerzen

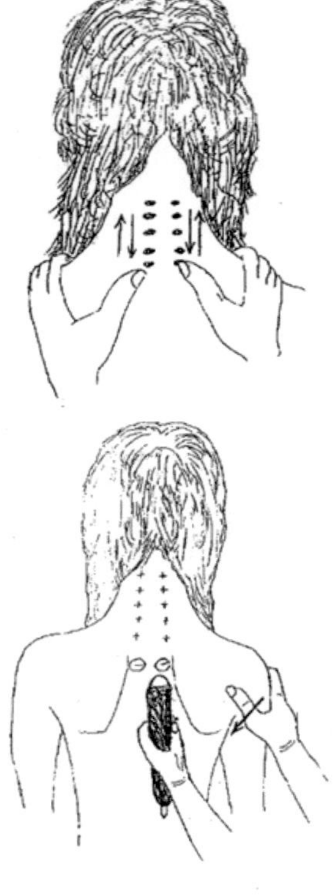

Umfasse die Schultern des Patienten mit Deinen Händen und lege beide Daumen in seinen Nacken. Dann bewege sie langsam aufwärts und wieder abwärts. Übe auf jeden der im Bild gezeigten Punkte kurz einen kräftigen Druck aus.

(siehe nebenstehende Abb. 47)

Dann umfasse den Arm des Patienten unterhalb der Schulter mit Deiner rechten Hand. Setze den Minuspol des Heilstabes unter dem Nacken des Patienten auf der anderen Seite des Schulterblattes an. Übe dann einen starken Druck mit diesem Pol des Heilstabes aus, während du den Arm des Patienten nach hinten bewegst. Dann behandle auf diese Weise auch die andere Schulter des Patienten.

(siehe nebenstehende Abb. 48)

Es ist ebenso möglich, mit dem Pluspol des Heilstabes den Nacken des Patienten zu behandeln, so wie im Bild gezeigt. Drücke dazu kurz jeden der im Bild gezeigten Punkte. Geht der Schmerz nur von einem bestimmten Muskel aus, so behandle mit dem Pluspol des Stabes ausschließlich diesen Muskel.

Bei Rückenschmerzen benutze den Pluspol des Heilstabes und übe einen kräftigen Druck für jeweils zehn Sekunden auf alle im Bild dargestellten Punkte aus.

(siehe nebenstehende Abb. 49)

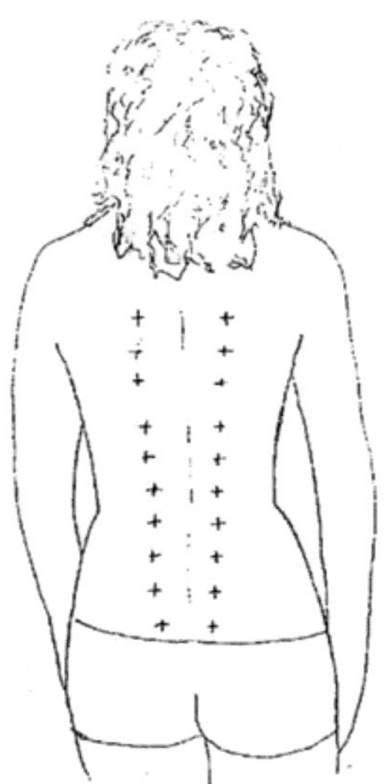

Sofern ein Patient über Schmerzen sowohl im Nacken als auch im Rücken klagt, können die Behandlungen dafür kombiniert werden.

Schlaflosigkeit

Hier kann jeder Patient die Behandlung selbst ausführen. Nimm frischen Knoblauch und iss einige Zehen am Morgen und am Abend, jedoch nie mehr als fünf Stück täglich. Wenn Du dies zehn Tage lang tust, wirst Du künftig wieder gut schlafen können.

Erkältung oder Grippe

Eine Erkältung oder Grippe geht meist mit Kopfschmerzen und Fieber einher. Sie kann wie folgt behandelt werden.

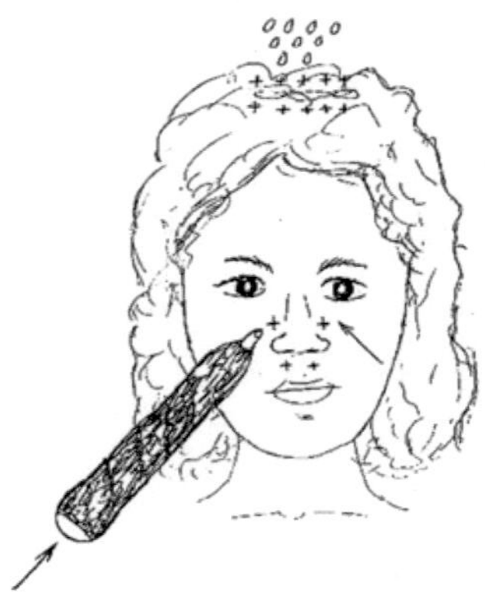

Benutze den Pluspol des Heilstabes und übe einmal Druck unter beiden Nasenlöchern aus, wie im Bild zu sehen. Danach drücke die Punkte neben der Nase mit dem Pluspol des Stabes. Halte ihn dabei so, wie im Bild dargestellt.

(siehe nebenstehende Abb. 50)

Nun gib etwas frischen Ingwer in kochendes Wasser. Lass das Wasser etwas abkühlen. Danach verteile etwas von dem heißen Ingwerwasser über die Stirn des Patienten und massiere es ein wenig ein. Benutze ebenfalls warmes Ingwerwasser, um die Nase des Patienten außen zu reinigen. Nun benutze de Pluspol des Heilstabes und übe auf die Stirn des Patienten an den im Bild dargestellten Punkten für je fünf Sekunden leichten Druck aus, dort, wo du das Ingwerwasser verteilt hast. Diese Behandlung eignet sich auch zur Behandlung von Husten.

Um einer Grippeerkrankung oder Erkältung vorzubeugen, kannst Du jeden Morgen ein Glas abgekochtes Wasser trinken. Solltest Du an Erkältung oder Grippe leiden, vermeide kalte Speisen und Getränke.

Fieber

Füll etwas kaltes Wasser in eine Schale. Tauche dann den Pluspol des Heilstabes hinein. Übe dann an den im

Bild gezeigten Stellen auf der Stirn, der Brust, den Händen und Füßen des Patienten leichten Druck aus. Wichtig dabei ist, dass du vor jeder erneuten Berührung den Heilstab wieder in das Wasser tauchst. Diese Behandlung hilft, das Fieber rasch zu senken.

(siehe nebenstehende Abb. 51)

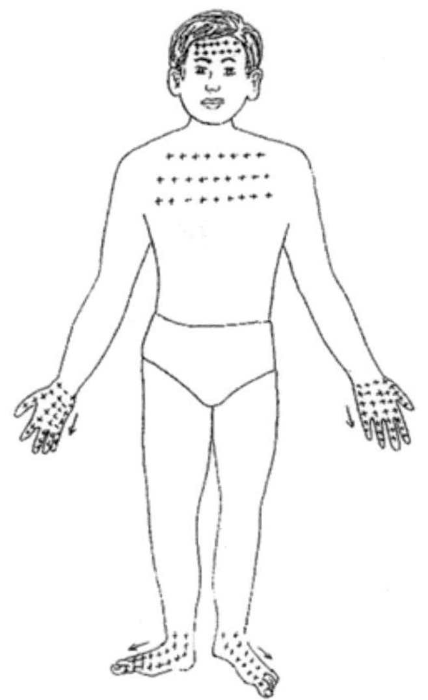

Behandlung, wenn der gesamte Körper Krankheitssymptome zeigt

Wenn ein Patient sich vollkommen krank fühlt und über Symptome am ganzen Körper klagt, dann lass ihn sich niederlegen. Zur Behandlung nutze die Energie welche du aus der Meditation über die Fünf Elemente bekommst. Halte vier Meter Abstand zu dem Patienten und schließe die Finger beider Hände. Dann halte die Handflächen nach unten, und bitte oder frage um Hilfe. Konzentriere Dich dabei auf die Feuer-Energie aus der Meditation. Sende sie dem Patienten und lasse sie in ihn fließen. Der Patient wird bald darauf einschlafen, ohne von Krankheitssymptomen beeinträchtigt zu sein. Das Gefühl, vollkommen krank zu sein, rührt vor allem daher, dass der Patient sich innerlich erhitzt fühlt, während er die äußere Raumtemperatur als Kälte wahrnimmt. Indem Du ihn mit der Feuer-Energie versorgst, fühlt er auch von außen Wärme. Dies führt zu einer Verbesserung seines Zustandes.

(siehe nachfolgende Abb. 52)

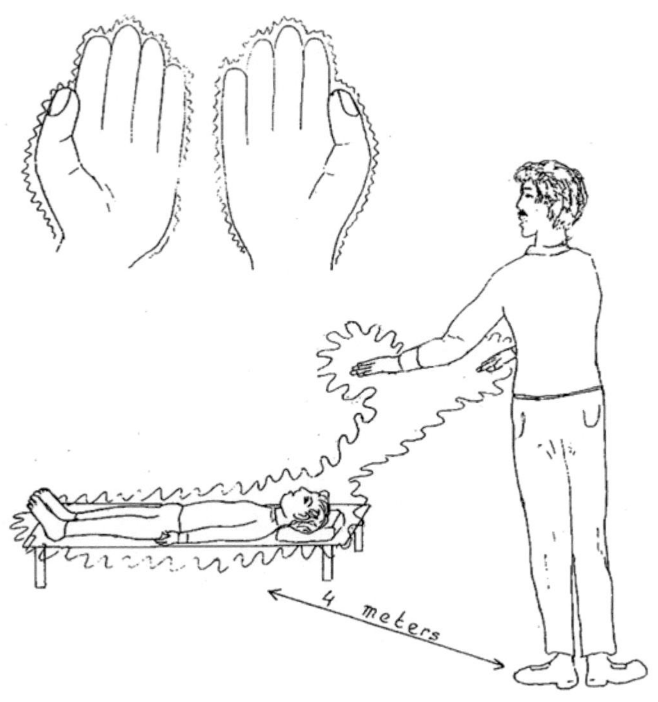

Gesundheitsfördernde Körpermassagen

Um die Gesundheit dauerhaft zu erhalten, sollte eine solche Massage einmal pro Monat ausgeführt werden. Sie sorgt dafür, dass sich die Poren der Haut öffnen.

Nimm ein wenig Massageöl und massiere zunächst mit beiden Händen nacheinander die Hände des Patienten. Danach erfolgt eine Massage der Arme vom Handgelenk bis zu den Schultern. Führe dabei mit beiden Daumen kreisförmige Bewegungen aus. Massiere anschließend auf gleiche Weise die Beine des Patienten und dann seinen Oberkörper, wie in den Bildern A und B dargestellt.

(siehe Abb. 53 A unten links und 53 B unten rechts)

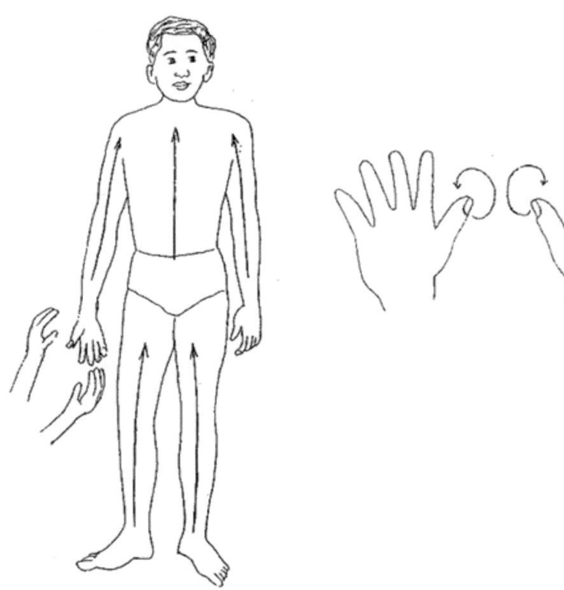

Zum Abschluss erfolgt eine Rückenmassage. Übe dabei mit beiden Daumen an den im Bild gezeigten Stellen leichten Druck mit den Daumen aus.

(siehe nebenstehende Abb. 54)

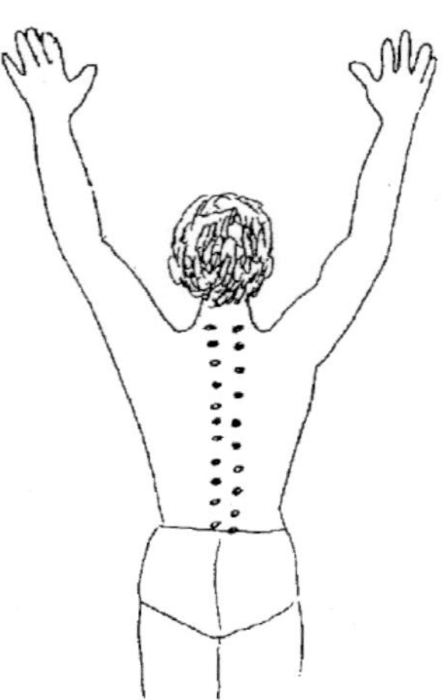

Nach der Massage soll sich der Patient duschen und anschließend seinen Körper mit Salzwasser einreiben. Lass es eine halbe Stunde einwirken. Dies entfernt Unreinheiten aus den Poren der Haut. Der Patient soll in dieser Zeit ruhen und tief ein- und ausatmen. Mit einer weiteren Dusche spült er dann das Salzwasser gründlich ab.

Diese Behandlung verhilft zu einem starken und gesunden Körper. Es ist daher vorteilhaft, wenn sich auch der Heiler selbst einmal im Monat auf diese Weise behandeln lässt.

Hauterkrankungen

Der Grund für solche Erkrankungen liegt zumeist in der Zusammensetzung des Blutes. Daher ist es notwendig, diese Probleme sowohl auf körperlicher als auch auf energetischer Ebene zu behandeln. Der Patient soll bei Hauterkrankungen vermehrt frische Tomaten, Tomatensuppe und Tomatensaft zu sich nehmen. Um Allergien oder weitere Probleme zu vermeiden, müssen diese Produkte allerdings aus rein biologischem Anbau stammen.

Mit dem Minuspol des Heilstabes wird auf die erkrankte Hautpartie für zehn Sekunden leichter Druck ausgeübt oder eine kurze Massage verabreicht. Nach der Reinigung des Minuspoles in Salzwasser wird er an der Achsel des Patienten angesetzt und langsam nach unten bewegt, wie in den Bildern dargestellt. Der Verlauf dieser Bewegung ist davon abhängig, wo die Haut erkrankt ist. Mit dem Pluspol werden dann die Hände und Beine des Patienten behandelt. Übe an jedem gezeigten Punkt leichten Druck für zehn Sekunden aus.

(siehe Abb. 55 A unten links und Abb. 55 B unten rechts)

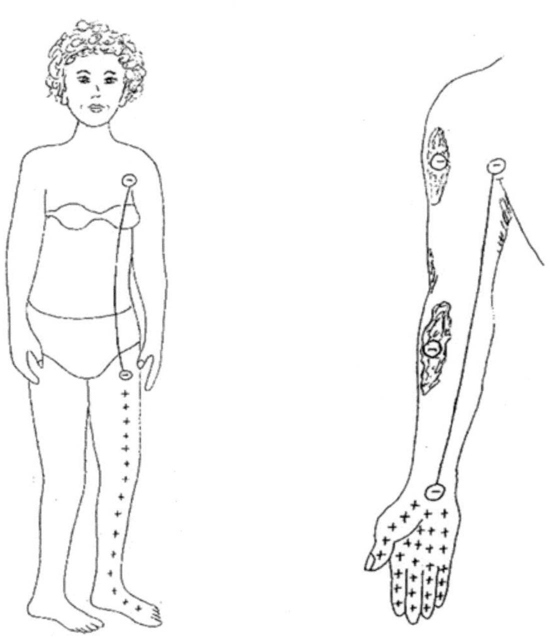

Allergien

Allergische Reaktionen des Körpers können zu schweren Erkrankungen und sogar zum Tod führen. Finde daher zunächst unbedingt heraus, worauf der Patient allergisch ist. Ein entsprechender Allergietest, etwa im Krankenhaus, hilft hier weiter.

Wichtig ist nunmehr, das Blut des Patienten zu reinigen. Schneide dazu eine Zitrone in zwei Hälften und reinige mit ihrem Saft die Stellen der Haut, an denen sich allergische Reaktionen zeigen. Nun vermische ein wenig Kreuzkümmelpulver mit Massageöl. Als Ersatz für Kreuzkümmel eignet sich auch frischer Ingwer. Doch sei vorsichtig damit, denn an den Stellen, die mit dem Ingwer in Kontakt kommen, werden die Haare des Patienten sprießen (siehe auch Kapitel „Haarausfall").

Bestreiche mit dem Öl nun die allergenen Zonen. Nutze dann den Minuspol des Heilstabes, um diese Stellen leicht zu massieren. Das mit Kreuzkümmel vermischte Öl muss zwei Stunden einwirken. Danach gründlich mit klarem Wasser abspülen. Benutze zu dieser Reinigung keinerlei Seife oder Duschgel, sondern ausschließlich Wasser. Die Behandlung sollte an zwei bis drei Tagen wiederholt werden. Für den Patienten ist es ebenfalls vorteilhaft, mehr Orangen zu essen oder Orangensaft, am besten frisch gepresst zu trinken. Auch hier gilt, dass die Früchte unbedingt aus rein biologischem Anbau stammen müssen.

Die weitere Behandlung dient dazu, die Haut des Patienten zu reinigen. Sie wirkt sehr gut vor allem bei einer Pollenallergie und Heuschnupfen. Symptome dieser Allergie können ein juckender rötlicher Ausschlag am ganzen Körper, tränende und gerötete Augen sein, ebenso wie

Atembeschwerden und Beeinträchtigungen der Lungenfunktion sein. Berühre die im Bild gezeigte Stelle am Halsansatz des Patienten. Wenn er an einer solchen Allergie leidet, ist sie meist leicht verhärtet. Führe mit dem Pluspol des Heilstabes eine streichende Bewegung mit leichtem Druck von der Achsel des Patienten bis zum kleinen Finger aus. Bewege danach den Heilstab auf die gleiche Weise vom Oberschenkel des Patienten bis zur kleinen Zehe. Diese Behandlung sollte nur einmal täglich erfolgen. Es ist möglich, dass der Patient im Ergebnis zunächst leichtes Fieber bekommt. Er soll im Behandlungszeitraum möglichst auf Zucker und Salz verzichten und auf jeden Fall sehr reichlich Wasser trinken.

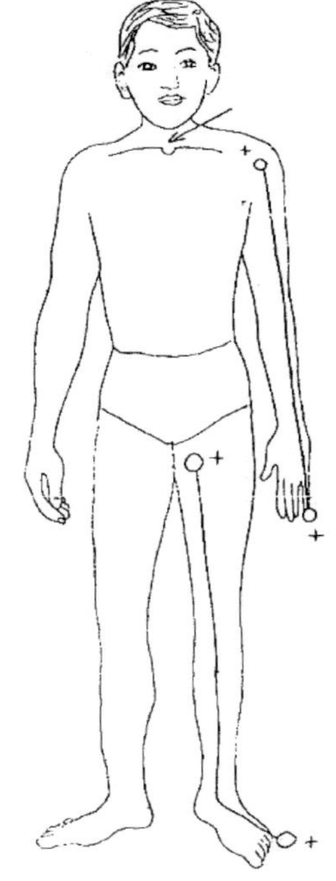

(siehe nebenstehende Abb. 56)

Die allergenen Zonen dürfen nicht aufgekratzt werden, da in diesem Fall akute Infektionsgefahr besteht.

Verbrennungen und Verbrühungen

Diese Verletzungen werden durch heißes Wasser oder Öl sowie Feuer und Dampf verursacht. Die nachfolgend beschriebenen Anwendungen eignen sich zur Behandlung leichter Verbrennungen oder Verbrühungen. Bei schwereren Verletzungen und großflächigen Verbrennungen beziehungsweise Verbrühungen ist schnellstmögliche ärztliche Hilfe unumgänglich.

Behandle die verletze Körperpartie so schnell als möglich mit kaltem Salzwasser. Sollte Salzwasser nicht verfügbar sein, ist kaltes Leitungswasser ein guter Ersatz. Kühle die Stelle für mindestens zehn Minuten, möglichst unter fließendem Wasser.

Lege am zweiten Tag frisch geschnittene Zwiebeln auf die Verletzung und fixiere sie mit einem leichten Verband. Dann kannst Du mit dem Pluspol des Heilstabes den Verband berühren und auf diese Weise positive Energie zuführen, welche die Heilung beschleunigt.

Bestreiche am dritten Tag die verletzte Haut mit Massageöl. Ersatzweise eignet sich auch Ghee (geklärte Butter) mit ein wenig Kreuzkümmel vermischt. Lege erneut einen leichten Verband an. Dies hilft der Haut bei ihrer Regeneration.

Eine besondere und recht häufige Art von Verbrennung ist der Sonnenbrand. Hier ist ebenfalls eine Behandlung mit dem Gyazmo möglich. Berühre dazu mit dem Pluspol des Heilstabes die schmerzenden Hautstellen und übe dabei jeweils für fünf Sekunden leichten Druck aus.

Schneide dann frischen Ingwer sehr fein und gib ihn in eine Schale mit kaltem Wasser. Tauche nun den Pluspol des Heilstabes in das Ingwerwasser und berühre damit erneut die betroffenen Hautpartien. Das Ingwerwasser stillt den Schmerz. Zum Schluss benutze den Minuspol des Heilstabes für eine leichte Massage der schmerzenden Stellen. Danach kann sich der Patient mit einem Handtuch abtrocknen.

Schmerzen in den Fingern, Probleme mit der Beweglichkeit

Wenn der Patient einen seiner Finger nicht bewegen kann oder die Bewegung mit Schmerzen verbunden ist, dann behandle mit dem Pluspol des Heilstabes den Arm vom Ellbogen bis zu den Fingern und von der Schulter bis zum kleinen Finger, wie in Bild A dargestellt.

Massiere dann die Hand des Patienten vom Gelenk bis zu den Fingern. Erfasse den erkrankten Finger mit einer Hand dann an seiner Kuppe, mit der anderen Hand am Gelenk. Bewege dann den Finger nach oben und unten, wie in Bild B gezeigt.

(siehe Abb. 57 A unten links und Abb. 57 B unten rechts)

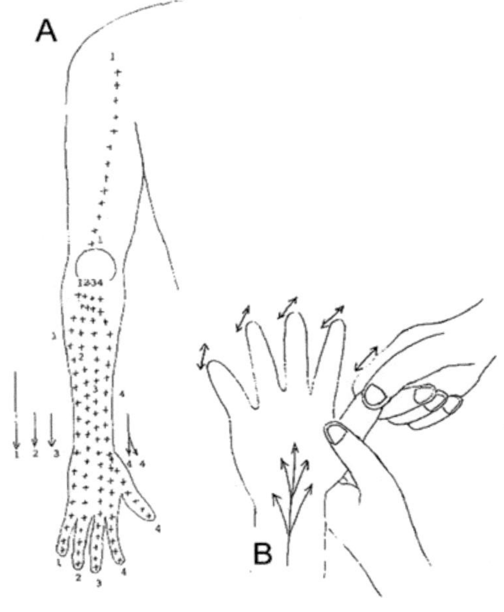

Probleme mit dem Ellbogen, Tennisarm

Üblicherweise werden solche Symptome durch Überanstrengung beim Sport oder Unfälle hervorgerufen. Manchmal kann jedoch auch Eisenmangel im Blut die Ursache sein. Lege zunächst einen Baumwollverband um den erkrankten Ellbogen des Patienten an. Dann benutze den Pluspol des Heilstabes zur Behandlung und übe auf die im Bild A gezeigten Punkte jeweils einen Druck für zehn Sekunden aus. Beginne mit der Behandlung an der Innenseite des Ellbogens und gehe dann nach außen bis zum Handgelenk.

Nun setze den Minuspol des Heilstabes an der Schulter des Patienten an. Nimm die Hand des Patienten und lasse seinen Arm locker schwingen. Dann zieh kräftig an der Hand, während Du gleichzeitig mit dem Minuspol des Heilstabes Druck gegen die Schulter ausübst.

(siehe Abb. 58 A unten links und Abb. 58 B unten rechts)

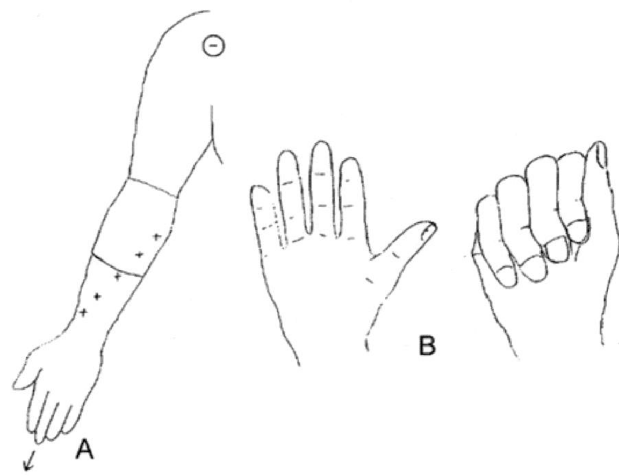

Lass den Patienten seine Faust für eine halbe Minute öffnen und schließen, wie im Bild B dargestellt. Nimm dann etwas Massageöl und massiere kräftig die Arminnenseite des Patienten vom Ellbogen bis zum Handgelenk. Trockne zum Schluss das Öl mit einem Tuch ab.

Probleme mit den Knien

Sportverletzungen oder Überanstrengung können zu Schmerzen in den Knien führen. Zur Behandlung soll sich der Patient hinlegen. Benutze nun den Minuspol des Heilstabes und führe eine streichende Bewegung von der Innenseite des Oberschenkels zur Innenseite des Knies aus, wie im Bild A zu sehen. Umfasse dann den Fuß des Patienten und sein Bein oberhalb des Knies. Drück dann den Fuß nach unten, wie im Bild B gezeigt. Umfasse dann das Bein des Patienten unterhalb des Knies und wieder seinen Fuß. Drücke ihn diesmal aufwärts, wie im Bild C dargestellt.

(siehe nachfolgende Abb. 59 A – C)

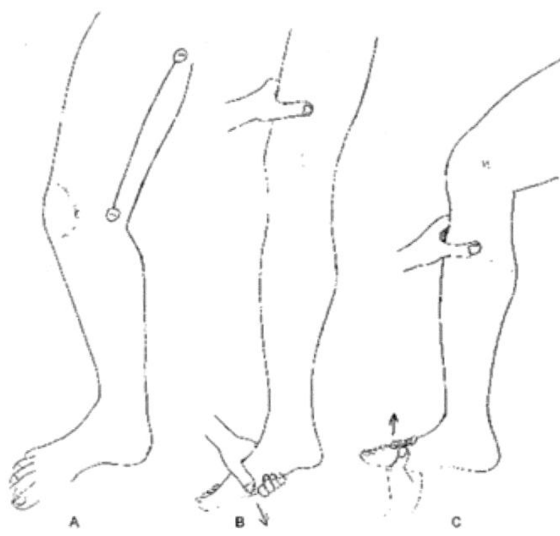

Hüftbeschwerden

Meistens klagen ältere Menschen über diese Probleme. Die Behandlung dauert drei bis vier Tage. Dazu soll sich der Patient auf den Bauch legen. Wenn Du den Rücken des Patienten betrachtest, wirst du feststellen, dass die Hüftknochen am ehesten von der Seite zu erkennen sind. Von dieser Stelle aus gehe acht Zentimeter zurück auf den Rücken des Patienten und beginne hier mit der Behandlung. Nutze dazu den Pluspol des Heilstabes und übe an den im Bild gezeigten Punkten jeweils für zehn Sekunden mäßigen Druck aus. Danach schließt eine kraftvolle Massage der Hüften, des Gesäßes und der Oberschenkel die Behandlung ab.

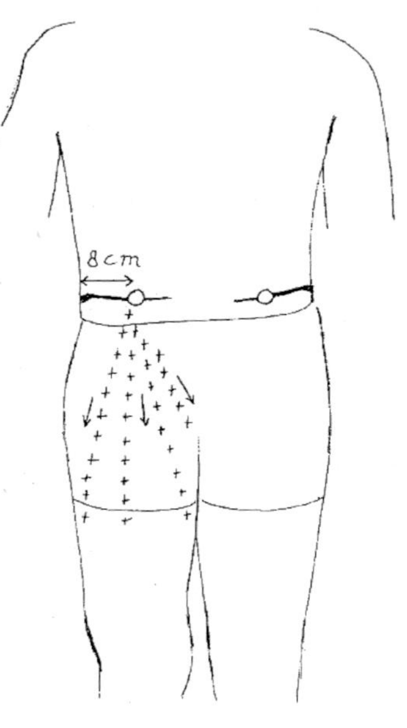

(siehe nebenstehende Abb. 60)

Behandlung geschwollener Gliedmaßen

Zur Behandlung eines geschwollenen Armes benutze den Pluspol des Heilstabes. Beginne an der Innenseite des Ellbogens mit einem starken Druck für zehn Sekunden.

Folge dann der Vene bis zum Ringfinger. Übe an jedem im Bild gezeigten Punkt einen leichten Druck für fünf Sekunden aus. Massiere dann kraftvoll die Oberseite des Unterarms.

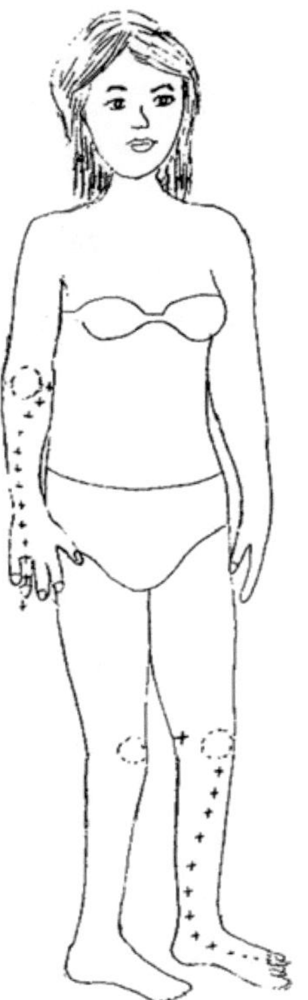

Um ein geschwollenes Bein zu behandeln, benutze ebenfalls den Pluspol des Heilstabes. Beginne mit einem starken Druck an der Innenseite des Knies für zehn Sekunden. Gehe dann immer weiter nach unten bis zur vierten Zehe. Übe auch hier auf alle im Bild dargestellten Punkte einen leichten Druck für jeweils fünf Sekunden aus.

(siehe nebenstehende Abb. 61)

Sollte diese Behandlung kein Resultat zeigen, dann lass den Patienten für 15 Minuten das geschwollene Bein in ein Gefäß mit Salzwasser legen. Verwende zur Bereitung der Sole reichlich Salz.

Wiederhole dann die beschriebene Behandlung. Du kannst sie auch anwenden, wenn die Ursache der Schwellung eine falsche Injektion ist. Nimm dazu ein Gefäß mit Salzwasser und benetze mit diesem Wasser für eine halbe Stunde Beine und Füße des Patienten. Trockne sie danach mit einem Tuch ab.

Danach gib Massageöl auf das geschwollene Bein und nutze den Minuspol Deines Heilstabes zum Massieren des Beines. Beginne dabei am Fußgelenk und gehe von da aus aufwärts.

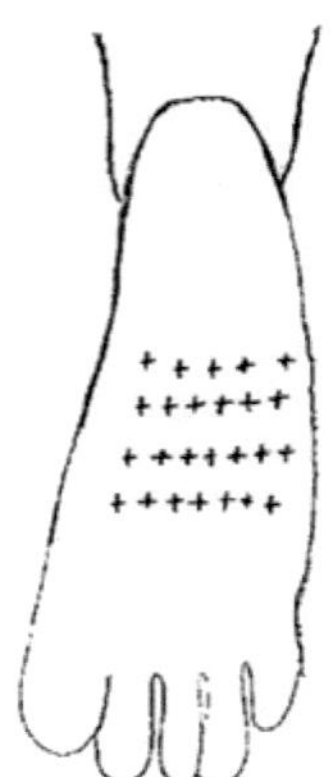

Mit dem Pluspol des Heilstabes übe dann auf die im Bild dargestellten Punkte an der Fußsohle des Patienten leichten Druck für wenige Sekunden aus.

(siehe nebenstehende Abb. 62)

Geschwollene Beine aufgrund falscher Injektionen

Gib mit Zitronensaft vermischtes Wasser auf das betroffene Bein. Dann nutze den Pluspol des Heilstabes und behandle damit die im Bild gezeigten Punkte vom Knie bis zu den Zehen mit leichtem Druck für je fünf Sekunden. Die Behandlung sollte an 6 bis 11 Tagen wiederholt werden. Sie ist nicht geeignet für Personen ab einem Lebensalter von 70 Jahren.

Auch bei der Schwellung eines Blutgefäßes kann so wie beschrieben verfahren werden. Sollte nach drei Behandlungen jedoch keine Besserung eintreten, dann lege einen Verband direkt unter dem Knie an. Wiederhole danach die Behandlung, wie im Bild dargestellt. Sobald eine der Zehen anschwillt oder sich verfärbt, öffne sie mit einer sterilisierten Nadel. Auf diese Weise haben giftige Stoffe im Blut die Möglichkeit, den Körper zu verlassen.

(siehe Abb. 63 nächste Seite)

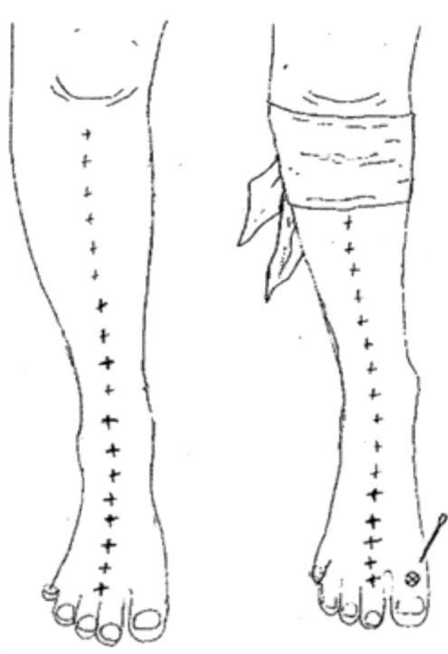

Rheumatismus

Eine Ursache dieser Erkrankung ist meist der übermäßige Verzehr von Fleisch. Der Patient sollte aus diesem Grund seine Ernährung umstellen, und Fisch und Geflügel statt Fleisch essen.

Übe mit dem Minuspol des Heilstabes Druck auf dem im Bild gezeigten Punkt an der Schulter des Patienten aus. Bewege dabei den Stab kreisförmig im Uhrzeigersinn. Nimm zugleich den kleinen Finger des Patienten, zieh ihn nach unten und bewege ihn ebenfalls kreisförmig. Tu dies nach und nach mit allen anderen Fingern der Hand, während Du dabei permanent mit dem Heilstab einen festen Druck auf die Schulter des Patienten ausübst.

Dann nimm den Pluspol des Stabes und drücke ihn für zehn Sekunden auf die gleiche Stelle an der Schulter des

Patienten. Nun behandle die im Bild dargestellten Punkte am Arm und den Fingern des Patienten mit möglichst vielen, leichten Berührungen.

(siehe nachfolgende Abb. 64)

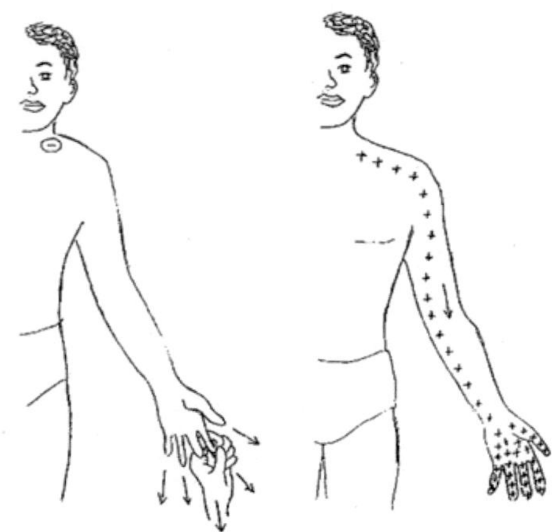

Steck dann wie im Bild zu sehen zehn Klammern auf die Finger des Patienten und lass ihn seine Hände für einen Zeitraum von fünf Minuten langsam öffnen und schließen.

(siehe nebenstehende Abb. 65)

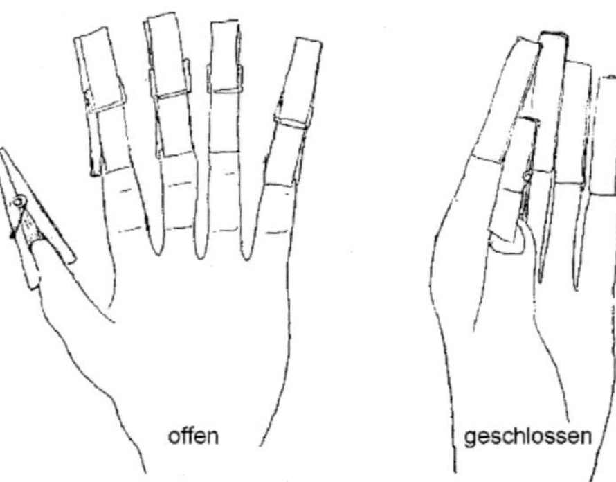

Übe zum Schluss mit dem Pluspol des Heilstabes auf die im Bild dargestellten Punkte am Rücken des Patienten für je zehn Sekunden festen Druck aus. Beginne dabei im Nacken und gehe bis zur Taille.

(siehe nebenstehende Abb. 66)

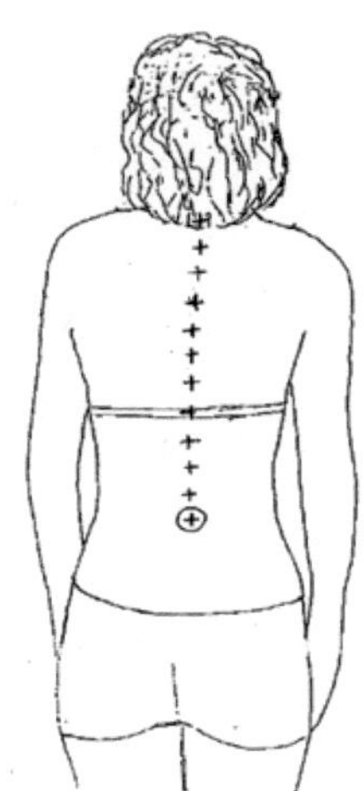

Muskelschmerzen, Erschöpfung, Unwohlsein

Lege Deinen Daumen in die Handfläche des Patienten und drücke fest mit der Kuppe des Daumens. Du kannst hierfür auch den Pluspol des Heilstabes benutzen.

(siehe nebenstehende Abb. 67)

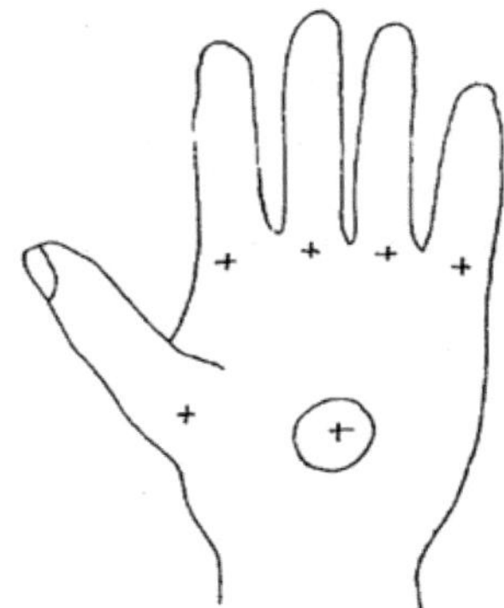

Dann übe mit dem Pluspol des Heilstabes auf die im Bild gezeigten Punkte in der Hand des Patienten für je zehn Sekunden leichten Druck aus. Verabreiche dem Patienten nunmehr mit dem Minuspol des Heilstabes eine Körpermassage für zwei bis fünf Minuten. Diese Massage darf den Kopf des Patienten nicht mit einschließen.

Krämpfe

Bei Wadenkrämpfen übe mit dem Pluspol des Heilstabes in der Kniekehle einen festen Druck für zehn Sekunden aus. Dann behandle die im Bild gezeigten Punkte ebenfalls mit dem Pluspol des Heilstabes.

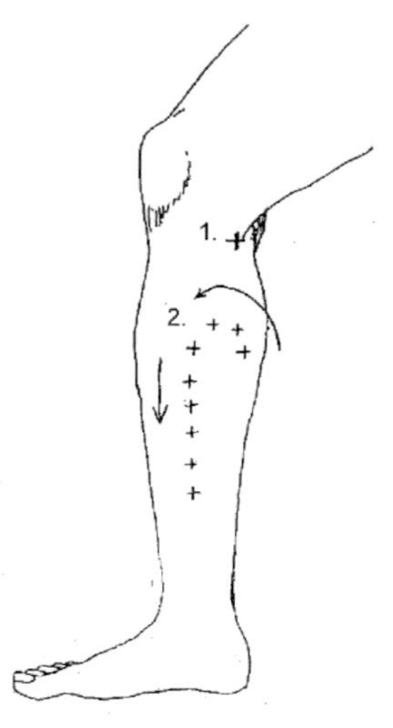

Krämpfe in den Zehen lassen sich am besten lösen, wenn du mit der Hand die Zehen zusammen umfasst und sie auf- und ab bewegst.

Gründe für das Auftreten von Krämpfen können Kälte und mangelnde Durchblutung sein.

(siehe nebenstehende Abb. 68)

Probleme mit der Blutzirkulation

Bei Durchblutungsstörungen behandle die im Bild dargestellten Punkte mit leichtem Druck des Pluspols Deines Heilstabes, beginnend vom Daumen bis zur Achsel, dann vom Mittelfinger und anschließend vom kleinen Finger bis zur Achsel. Behandle dabei immer beide Arme. Setze danach die Behandlung auf der Oberseite der Arme fort, von den Fingern bis zum Nacken, wie im Bild zu sehen.

(siehe nachfolgende Abb. 69)

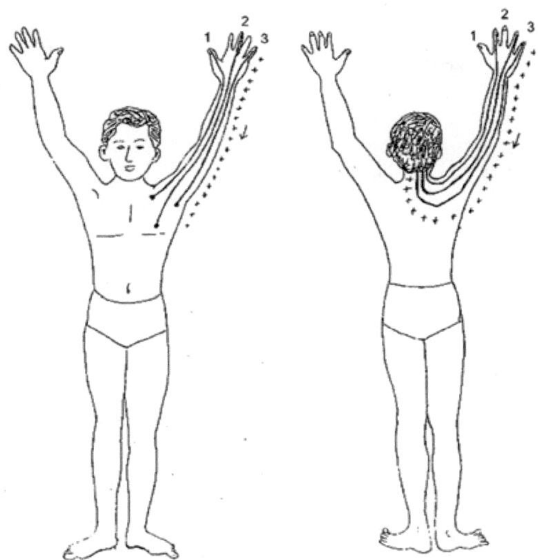

Krampfadern

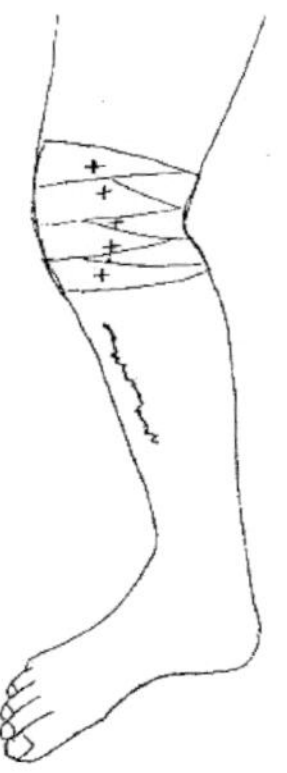

Überwiegend Frauen klagen über diese Beschwerden. Zur Behandlung umwickle zunächst das Knie des Patienten mit einem festen Verband aus Baumwolle. Danach behandle mit dem Pluspol des Heilstabes die im Bild dargestellten Punkte mit leichtem Druck durch den Verband.

(siehe nebenstehende Abb. 70)

Für die zweite Behandlung sollte der Patient auf einer Liege mit ausgestreckten Beinen sitzen. Übe mit dem Pluspol des Heilstabes für zehn Sekunden einen festen Druck auf den im Bild gezeigten Energiepunkt des Wurzelchakras aus. Bewege den Stab dabei kreisförmig im Uhrzeigersinn. Umfasse gleichzeitig den Fuß des Patienten wie dargestellt und drücke ihn nach unten.

(siehe nachfolgende Abb. 71)

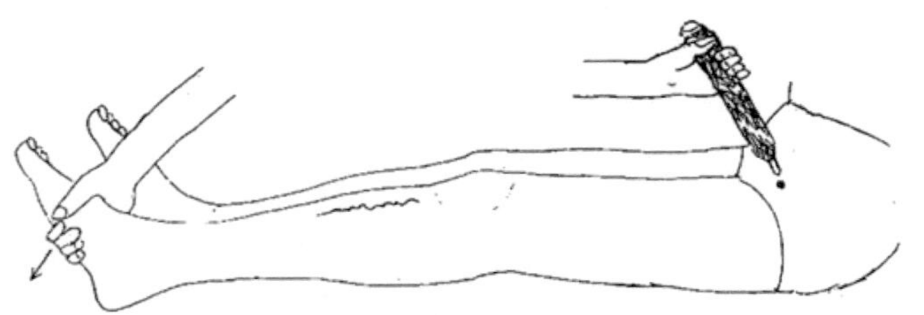

Blutende Wunden

Reinige zunächst die Verletzung, denn eine blutende Wunde sieht meist schlimmer aus, als sie ist. Lass den Patienten tief ein- und ausatmen. Er soll sich hinsetzen oder hinlegen, sobald er Unwohlsein verspürt. Dies verhindert, dass er stürzt, falls er bewusstlos werden sollte.

Nimm nun etwas Massageöl oder besser noch Speiseöl. Vermische darin ein wenig Kreuzkümmel- und Ingwerpulver. Tauche nun den Minuspol Deines Heilstabes in diese Mischung und verteile anschließend damit das Öl auf der Wunde. Lege danach einen lockeren Verband an. Wiederhole diese Behandlung an den folgenden beiden Tagen.

Blutvergiftung

Eine Blutvergiftung kann sehr schmerzvoll sein. Besonders nachts, wenn der Körper im Schlaf zur Ruhe kommt, kann sich die Vergiftung im Blutkreislauf ausbreiten. Öffne mit einer sterilisierten Nadel das Gewebe an der von Blutvergiftung betroffenen Stelle. Durch diese Wunde kann das Gift austreten. Lege einen lockeren Verband an, der mehrmals täglich gewechselt werden sollte. Achte bei dieser Behandlung ganz besonders auf Sauberkeit und die Sterilisierung der verwendeten Instrumente und des Verbandmaterials.

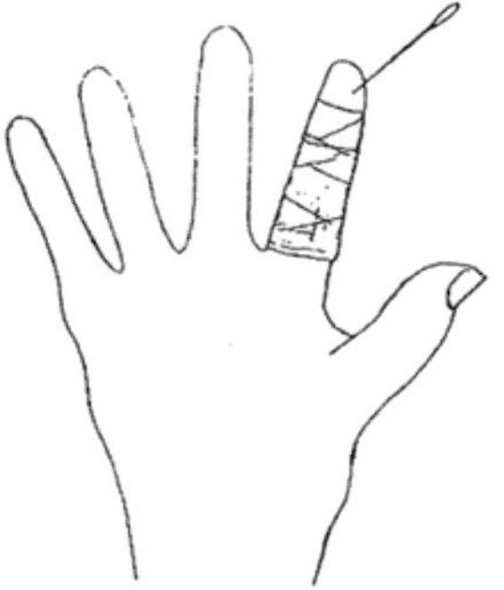

(siehe nebenstehende Abb. 72)

Für den Patienten ist es in einem solchen Zustand sehr vorteilhaft, mehr frisches Gemüse zu sich zu nehmen.

Eine unbehandelte und verschleppte Blutvergiftung ist eine sehr ernsthafte Erkrankung. Ist bereits die ganze Hand von der Vergiftung betroffen und gar am Unterarm ein roter Streifen sichtbar, der dem Verlauf eines Blutgefäßes folgt, dann ist es höchste Zeit, mit der beschriebenen Behandlung zu beginnen.

Öffne das Gewebe an der betroffenen Stelle, so dass das Gift den Körper verlassen kann. Binde den Arm dann oberhalb des Endes des roten Streifens ab, um ein weiteres Vordringen des Giftes zu verhindern. Nun presse mit beiden Daumen das vergiftete Blutgefäß. Gehe dabei von dem angelegten Verband hinunter zu dem blutenden Finger. Danach binde den Arm ein wenig unterhalb der ersten Stelle ab und wiederhole die Behandlung. Dies tust Du so lange, bis der Verband direkt am Handgelenk angelegt werden kann. Danach soll der Patient den Arm für einige Minuten in ein Gefäß mit warmem Wasser eintauchen. Lass danach den Patienten die Finger der betroffenen Hand mehrere Minuten öffnen und schließen.

(siehe nachfolgende Abb. 73)

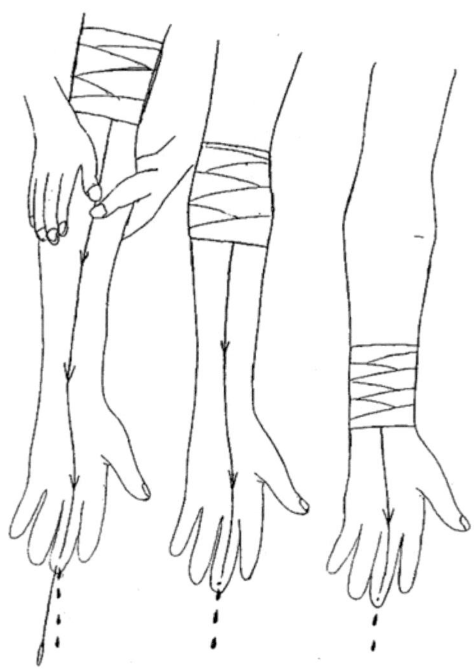

Es ist unbedingt notwendig, dass der Patient nach dieser Erstbehandlung einen Arzt oder ein Krankenhaus für die weitere Therapie aufsucht. Unbehandelt führt eine Blutvergiftung mit Sicherheit zum Tode.

Kopfschmerzen und hoher Blutdruck infolge von Höhenkrankheit

Diese Erkrankung zieht man sich ausschließlich im Hochgebirge zu, wenn ein zu großer Höhenunterschied ohne ausreichende Zeit für eine Akklimatisierung überwunden wird. Dies führt zu Sauerstoffmangel, welcher die typischen Symptome der Höhenkrankheit hervorruft. Die im Folgenden beschriebene Behandlung sollte komplett im Verlauf eines Tages durchgeführt werden.

(siehe nachfolgende Abb. 74)

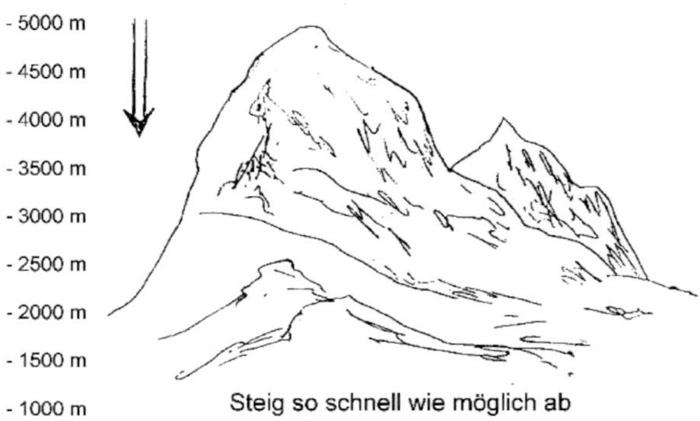

Der von Höhenkrankheit Betroffene muss zunächst mehrere hundert Meter absteigen. Möglicherweise führt dies bereits zu einer Verbesserung seines Zustandes.

Um die bei Höhenkrankheit auftretenden Kopfschmerzen zu behandeln, tauche zunächst ein Baumwolltuch in eine Mischung aus Salzwasser und etwas Massageöl. Lege das Tuch dann auf die Stirn des Patienten. Gib mit dem Pluspol des Heilstabes so viele kurze Berührungen wie möglich durch das Tuch auf die Stirn des Patienten. Ein kurzer, leichter Druck jedes Mal reicht dabei aus.

Die Nackenschmerzen des Patienten werden mit dem Minuspol des Heilstabes behandelt. Übe auf die im Bild dargestellten Punkte für jeweils zehn Sekunden einen leichten Druck aus und bewege dabei den Stab kreisförmig im Uhrzeigersinn.

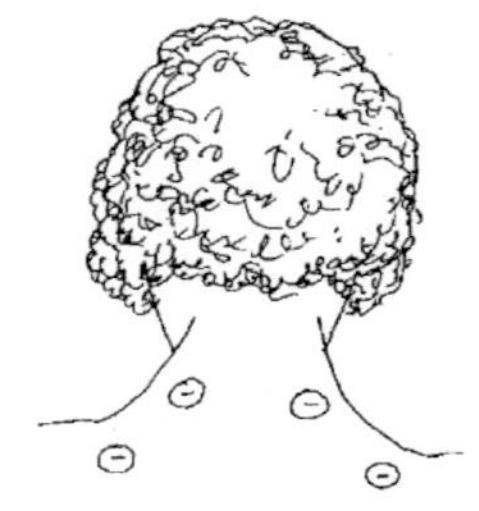

(siehe nebenstehende Abb. 75)

Führe danach mit dem Minuspol des Heilstabes vom Bauchbereich des Patienten bis zu seiner Kehle eine kraftvolle streichende Bewegung aus, wie im Bild gezeigt. Mach dies dreimal nacheinander.

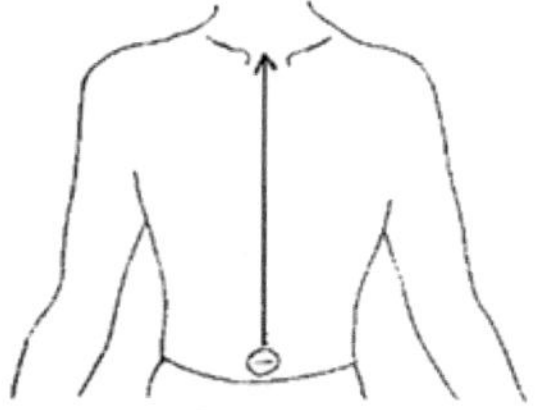

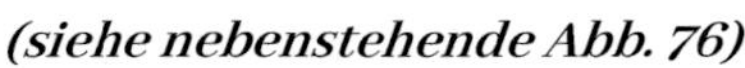

(siehe nebenstehende Abb. 76)

Lungenprobleme

Der Patient soll zunächst ein Glas leicht gezuckerten Wassers trinken. Gib ihm danach etwas Salzwasser auf seine Handflächen und lass ihn sich mit ausgebreiteten Armen hinstellen, wie im Bild zu sehen. Er soll dabei für fünf Minuten tief ein- und ausatmen. Nun hat das Salzwasser die negativen Energien aus den Lungen des Patienten aufgesogen. Er muss daher seine Hände gründlich waschen, und alles Salzwasser entfernen. Die Behandlung wird an den sechs darauf folgenden Tagen wiederholt.

(siehe nebenstehende Abb. 77)

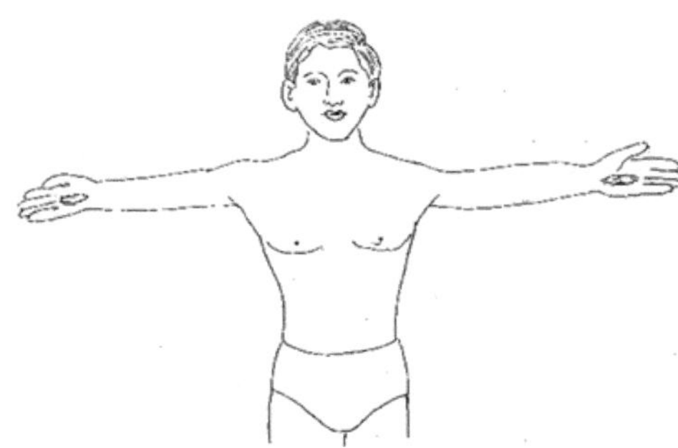

Lebererkrankungen

Eine sehr einfache Behandlung bei solchen Beschwerden erfolgt, in dem ein Tuch in warmes Wasser getaucht und dann auf die Stelle des Körpers gelegt wird, an der sich die Leber befindet. Dort verbleibt es für eine halbe Stunde. Sorge immer dafür, dass das Tuch nicht abkühlt. Decke es entweder ab oder tauche es ab und an erneut in warmes Wasser.

Asthma

Für die Behandlung von Asthma benutze zunächst den Minuspol des Heilstabes. Übe auf die im Bild dargestellten

Punkte links und rechts der Kehle des Patienten für jeweils zehn Sekunden einen festen Druck aus. Bewege dabei den Heilstab langsam und gleichmäßig kreisförmig im Uhrzeigersinn.

(siehe nebenstehende Abb. 78)

Dann behandle mit dem Pluspol beide Arme des Patienten vom Mittelfinger bis zur Achselhöhle wie im Bild zu sehen. Übe an jedem Punkt für ein bis zwei Sekunden leichten Druck aus. Bewege dabei den Stab nicht.

Diese Behandlung sollte insgesamt siebenmal wiederholt werden, am besten einmal pro Tag während einer Woche.

Schnarchen

Zur Behandlung des Schnarchens tauche den Pluspol des Heilstabes in ein großes Glas stilles Mineralwasser und füge eine Scheibe Zwiebel hinzu. Lass das Wasser mit dem Heilstab und der Zwiebel über Nacht stehen. Von dem auf diese Weise energetisiertem Wasser soll der Patient nun jeden Abend vor dem Zubettgehen eine Tasse trinken.

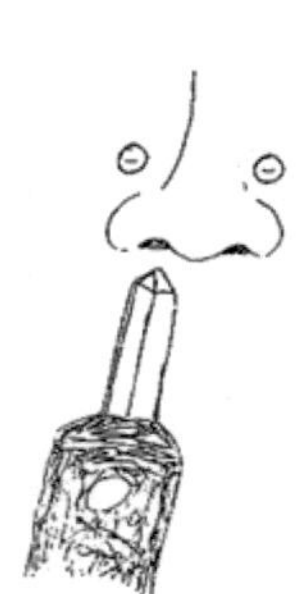

Übe mit dem Minuspol des Heilstabes für jeweils zehn Sekunden leichten Druck auf die beiden Stellen neben der Nase aus, wie im Bild gezeigt.

(siehe nebenstehende Abb. 79)

Bewege dabei den Heilstab kreisförmig gleichmäßig im Uhrzeigersinn. Dann halte den Pluspol des Heilstabes für je eine Minute unter die Nasenöffnungen. Lass dabei den Patienten tief atmen.

Epilepsie und epileptische Anfälle

Zur Behandlung dieser Erkrankung reibe an beiden Händen des Patienten die kleinen Finger und die Ringfinger mit Massageöl ein. Nun übe mit dem Pluspol des Heilstabes an fünf oder mehr Stellen auf diesen Fingern festen Druck für jeweils zehn Sekunden aus. Gehe dabei von den Fingerwurzeln bis zu den Fingerspitzen vor, wie im Bild ersichtlich.

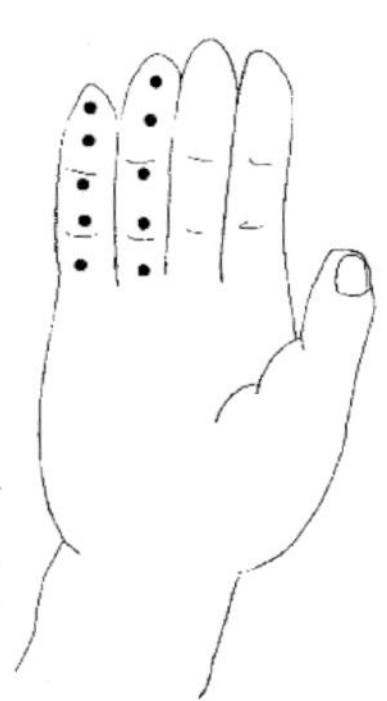

(siehe nebenstehende Abb. 80)

Verabreiche nun dem Patienten eine Kopfmassage. Benutze auch dazu Massageöl, jedoch nicht zu viel. Wichtig ist die Massage der Gesichtspartien neben den Augen des Patienten. Massiere diese Stellen kreisförmig mit Deinen Daumen.

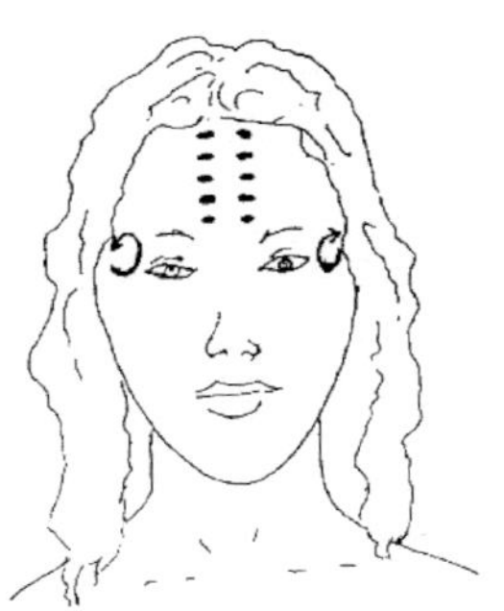

(siehe nebenstehende Abb. 81)

Dann übe an den im Bild gezeigten Stellen auf die Stirn des Patienten mit den Kuppen Deiner Daumen jeweils für einige Sekunden festen Druck beim Massieren aus.

Nutze nun beide Pole Deines Heilstabes, wenn Du die Arme des Patienten vom Handgelenk bis zu den Fingern und seine Füße von den Knöcheln bis zu den Zehen behandelst, wie im Bild dargestellt. Berühre die Punkte jeweils nur für einige Sekunden mit dem entsprechenden Pol des Heilstabes.

(siehe nachfolgende Abb. 82)

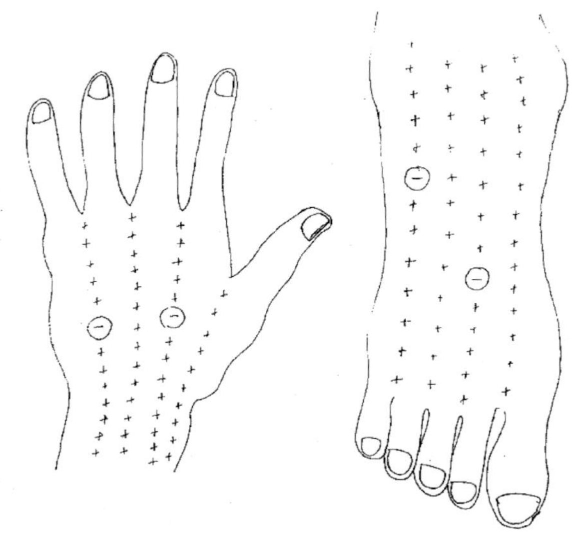

Zum Schluss der Behandlung umfasse den Fuß des Patienten mit beiden Händen. Massiere mit Deinen Daumen kraftvoll und gleichmäßig die Fußsohle von der Ferse bis zu den Zehen. Danach übe mit dem Pluspol des Heilstabes an der im Bild gezeigten Stelle für zehn Sekunden festen Druck aus. Behandle auf die beschriebene Weise beide Füße des Patienten.

(siehe nebenstehende Abb. 83)

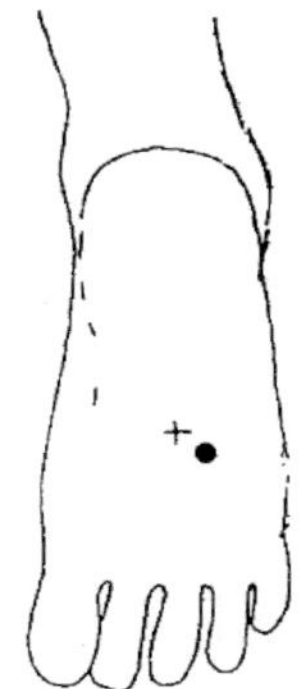

Herzprobleme

Patienten mit einer Disposition zu Herzerkrankungen sollten weder Milch noch Milchprodukte wie Käse oder Butter zu sich nehmen. Es ist außerdem wichtig, dass sie Fleischverzehr strikt vermeiden. Solange sie über Herzbeschwerden klagen, ist es wichtig, dass sie mehr als üblich ausreichend Wasser zu sich nehmen.

Die Behandlung von Herzerkrankungen mit dem Gyazmo sollte nur einmal täglich erfolgen. Benutze dazu den Pluspol des Heilstabes, um dem Patienten positive Energie zukommen zu lassen. Übe auf jeden der im Bild gezeigten Punkte für jeweils zehn Sekunden einen kraftvollen Druck aus. Gehe dabei vom Ringfinger des Patienten in Richtung Herz vor.

(siehe Abb. 84 nächste Seite)

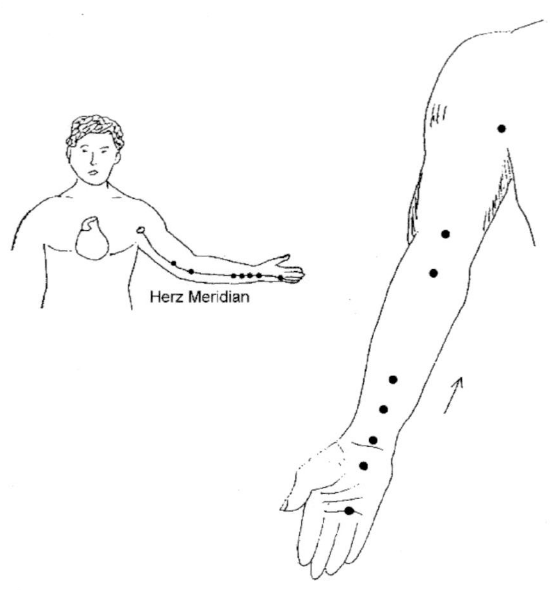

Behandle stets beide Arme des Patienten auf die gleiche Weise. Die Behandlung wirkt am besten, wenn sie auf der bloßen Haut vorgenommen wird.

Krebserkrankungen

Ein Patient, der unter einer Krebserkrankung leidet, tut gut daran, zunächst seine Ernährung grundlegend umzustellen, und sich möglichst vegetarisch zu ernähren. Vor allem sollte er mehr frische Tomaten zu sich nehmen, wobei es sich von selbst versteht, dass sie aus biologischem Anbau stammen müssen. Auch der Verzehr von Tomatensuppe oder Tomatensaft ist in einer solchen Situation vorteilhaft.

Milch und Milchprodukte wie Butter und Käse sollten dagegen vom Speiseplan gestrichen werden.

Zur Behandlung von spezifischen Krebserkrankungen gibt es bestimmte Behandlungspunkte im Gesicht. Benutze den Pluspol Deines Heilstabes und übe auf jeden Punkt Druck für zehn Sekunden aus.

(siehe nachfolgende Abb. 85)

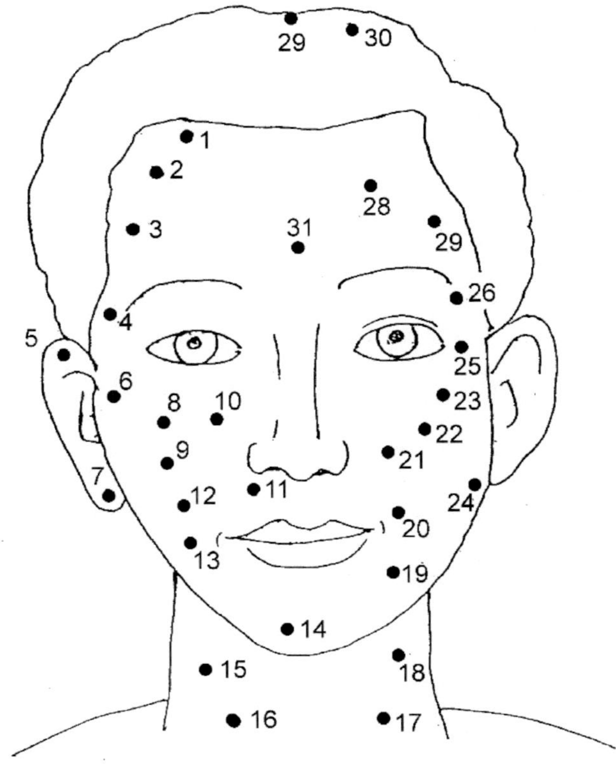

Nutze dabei nur die Punkte in der entsprechenden Reihenfolge, die zur Behandlung der jeweiligen Krebserkrankung vorgesehen sind, wie in der nachfolgenden Liste aufgeführt.

Blutkrebs	1 und 28
Hirntumor	1, 28, 2, 23
Magenkrebs	1, 28, 2, 23, 3, 12
Knochenkrebs	1, 28, 2, 23, 3, 12, 4, 13
Hautkrebs	1, 28, 2, 23, 3, 12, 4, 13, 5, 11
Herzinfarkt	1, 28, 2, 23, 3, 12, 4, 13, 5, 11, 6, 19
Lungenkrebs	1, 28, 2, 23, 3, 12, 4, 13, 5, 11, 6, 19, 7, 20
Hodenkrebs und Leberkrebs	1, 28, 2, 23, 3, 12, 4, 13, 5, 11, 6, 19, 7, 20, 8, 24
Kehlkopfkrebs	1, 28, 2, 23, 3, 12, 4, 13, 5, 11, 6, 19, 7, 20, 8, 24, 9, 29, 30

Generelle Behandlung bei Krebserkrankungen

Fülle eine große Schüssel oder einen Krug mit Wasser. Füge fein geschnittenen Ingwer, Zitronensaft und klein gewürfelte Zwiebeln hinzu. Verschließe die Schüssel oder den Krug mit einem Deckel und stelle ihn für drei Tage an einen warmen Platz. Nach dieser Frist fülle etwas von dem Wasser in eine Schale oder ein Glas.

Der Patient soll sich für die nachfolgende Behandlung mit geschlossenen Augen hinlegen. Nun nimm Deinen Heilstab und tauche ihn sorgfältig mit dem Pluspol in das energetisierte Wasser. Ein Wassertropfen sollte auf der

Spitze des Heilstabes verbleiben. Berühre damit den Kopf des Patienten an dem Punkt, der unter Nummer 1 auf dem Bild dargestellt ist. Übe dabei nur einen kurzen, leichten Druck aus. Nun reinige den Pluspol des Stabes mit einem Tuch. Tauche ihn anschließend wieder in das Wasser wie beschrieben und übe dann damit einen leichten Druck für zehn Sekunden auf den Punkt Nummer 2 aus, wie im Bild zu sehen. Setze auf diese Weise die Behandlung bis zum Punkt Nummer 11 fort.

(siehe nebenstehende Abb. 86)

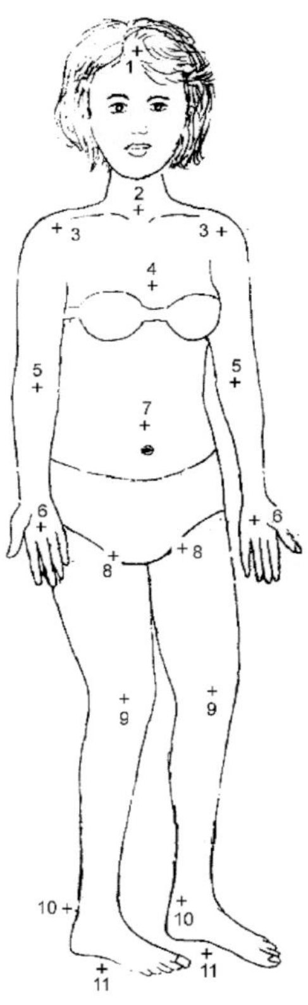

Folgendes gilt es dabei zu beachten.
Punkt Nummer 5 befindet sich auf der Innenseite des Ellenbogens.
Punkt Nummer 9 liegt genau oberhalb des Knies.
Punkt Nummer 10 befindet sich auf der Innenseite des Fußes über dem Knöchel.
Punkt Nummer 11 findest Du in der Mitte der Fußsohle.

Nach der Behandlung soll der Patient noch für zehn Minuten mit geschlossenen Augen ruhen. Sorge dann dafür, dass er seine Augen sehr langsam öffnet, da ansonsten für ihn die Möglichkeit eines Schwindelanfalls besteht.

Knochenkrebs

Lass zunächst den Patienten beide Daumen für zehn Minuten in lauwarmes Salzwasser tauchen.

Benutze dann den Pluspol Deines Heilstabes und übe für je zehn Sekunden leichten Druck auf die im Bild dargestellten Punkte am Ohr des Patienten aus. Beginne mit Punkt 1 und gehe in numerischer Folge bis zu Punkt 43.

(siehe nebenstehende Abb. 87)

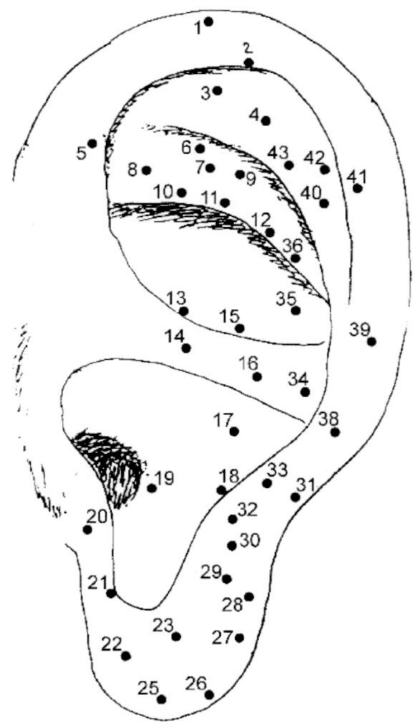

Nun gib mit dem Pluspol des Heilstabes so viele leichte Berührungen als möglich an den Füßen des Patienten.

Danach übe mit dem Pluspol an dem im Bild dargestellten Punkt in der Hand des Patienten einen kurzen, sehr festen Druck aus. Die gesamte negative Energie kann nun durch diesen Punkt abfließen.

(siehe nebenstehende Abb. 88)

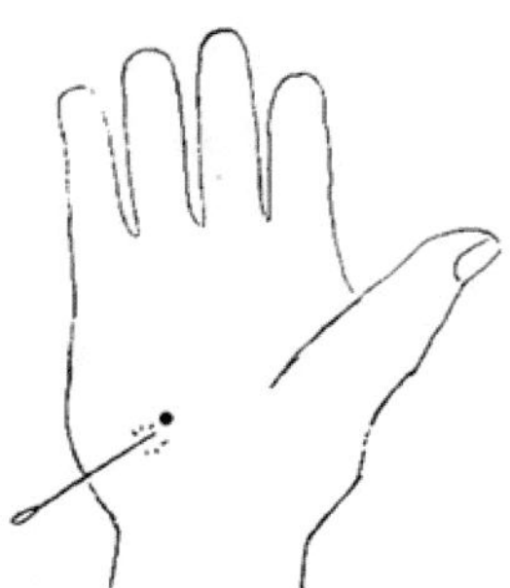

Magenkrebs

Übe mit dem Pluspol des Heilstabes von der Spitze jeden Fingers bis zum Ellenbogen an je 15 Punkten Druck für jeweils fünf Sekunden aus (insgesamt 75 Punkte).

(siehe nebenstehende Abb. 89)

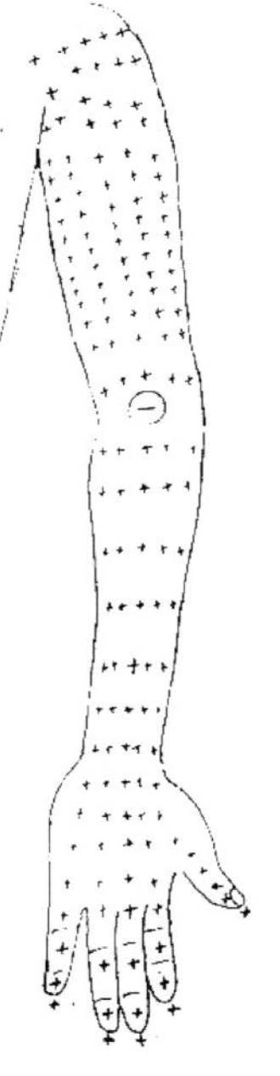

Nun behandle die Innenseite des Ellenbogens mit dem Minuspol des Stabes. Übe hier einen festen Druck für zehn Sekunden aus.

Dann gehe vom Ellenbogen bis zur Schulter mit dem Pluspol des Stabes in fünf Linien zu je 15 Punkten aufwärts, wie im Bild zu sehen. Übe dort wieder an jedem Punkt für fünf Sekunden Druck aus.

Es ist wichtiger, sich bei der Behandlung der einzelnen Punkte vollkommen auf die Übertragung der Heilenergie zu konzentrieren, anstatt die Behandlungspunkte nur mechanisch abzuzählen, um auf die richtige Anzahl zu kommen.

Hodenkrebs

Ein an dieser Krebsform erkrankter Patient soll pro Tag 200 Gramm Zwiebeln essen. Sie können frisch aufgeschnitten aber gedünstet verzehrt werden. Am besten eignen sich hierfür Frühlingszwiebeln.

Übe mit dem Pluspol des Heilstabes an den im Bild bezeichneten Punkten für jeweils zehn Sekunden einen festen Druck aus. Diese Behandlung erfolgt einmal täglich.

(siehe nebenstehende Abb. 90)

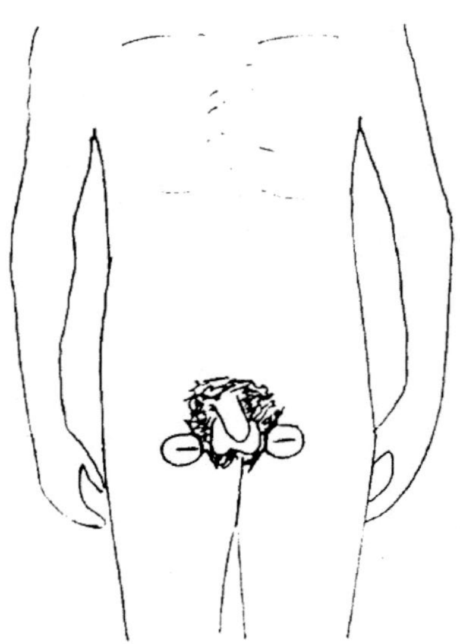

Brustkrebs

Diese Erkrankung ist eine spezielle Form des Blutkrebses, die vor allem Frauen befällt. Eine an Brustkrebs erkrankte Patientin soll ihre Unterwäsche in Salzwasser waschen, gründlich trocknen und tragen.

Eine weitere Behandlung kann mit einem Tuch aus Schafswolle erfolgen. Damit wird die Brust von allen Seiten von außen in Richtung Brustwarzen abgerieben, wie im Bild zu sehen.

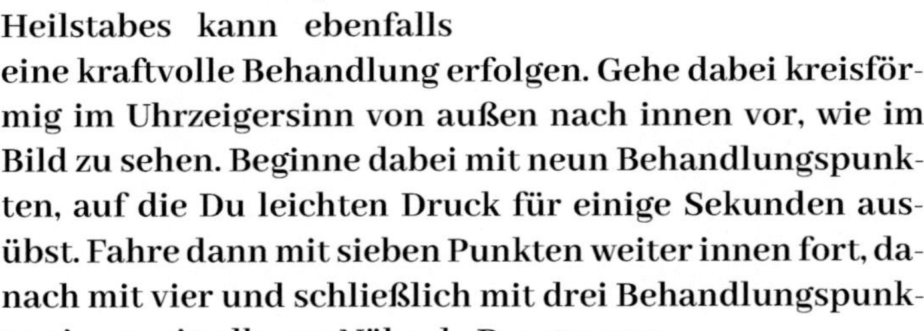

(siehe nebenstehende Abb. 91)

Mit dem Pluspol des Heilstabes kann ebenfalls eine kraftvolle Behandlung erfolgen. Gehe dabei kreisförmig im Uhrzeigersinn von außen nach innen vor, wie im Bild zu sehen. Beginne dabei mit neun Behandlungspunkten, auf die Du leichten Druck für einige Sekunden ausübst. Fahre dann mit sieben Punkten weiter innen fort, danach mit vier und schließlich mit drei Behandlungspunkten in unmittelbarer Nähe de Brustwarze.

Es ist wichtig, zu wissen, dass eine von Krebs befallene Brust größer ist als üblich. Sie kann sich auch teilweise anormal anfühlen, da Gewebe verhärtet sein kann (so genannte „Knoten").

(siehe Abb. 92 nächste Seite)

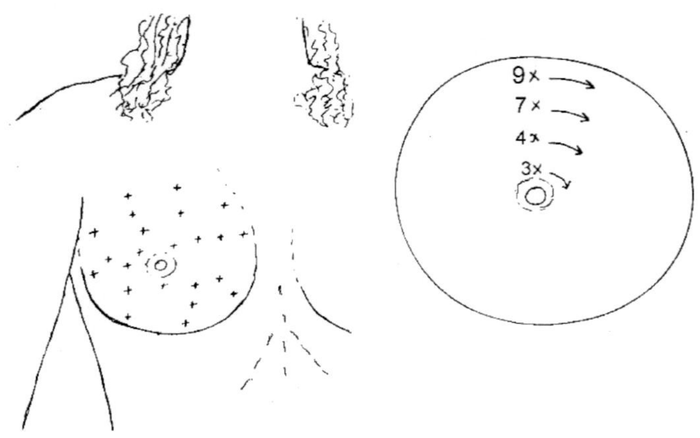

Gehirntumor

Bei Patienten mit Hirntumor besteht die Gefahr von akuten Hirnblutungen, welche zu schweren gesundheitlichen Schäden oder zum Tod führen können. Zur Behandlung dieser Erkrankung tauche den Pluspol Deines Heilstabes für eine Stunde in lauwarmes Wasser. Dann übe an den im Bild bezeichneten Stellen jeweils mit dem Pluspol leichten Druck für einige Sekunden aus.

Beginne an der Kuppe des Ringfingers und gehe dann aufwärts zur Schulter des Patienten. Setze die Behandlung am Hals und hinter dem Ohr fort, über die Stirn des Patienten zum Hinterkopf und beende sie mit einem festeren Druck für zehn Sekunden in seinem Nacken. Tauche vor jeder Berührung den Heilstab erneut in das Wasser.

(siehe Abb. 93 nächste Seite)

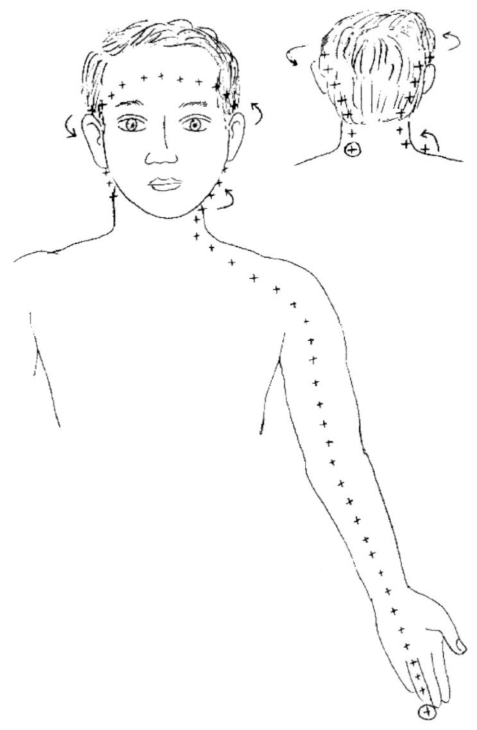

Du kannst auf diese Weise den Patienten zweimal pro Tag behandeln. Danach soll er einen Tag ruhen, bevor die Behandlung wiederholt wird. Sie sollte an insgesamt sieben Tagen durchgeführt werden.

Der Abschluss einer Krebsbehandlung

Umfasse eine Hand des Patienten mit Deinen beiden Händen, wie im ersten Bild zu sehen. Platziere dabei Deine kleinen Finger und die Ringfinger jeweils zwischen den

Fingern des Patienten. Lege beide Daumen auf die Handfläche des Patienten und übe dann mit den Daumennägeln an den im zweiten Bild dargestellten Punkten festen Druck aus. Diese Behandlung erfolgt an beiden Händen des Patienten.

(siehe nachfolgende Abb. 94)

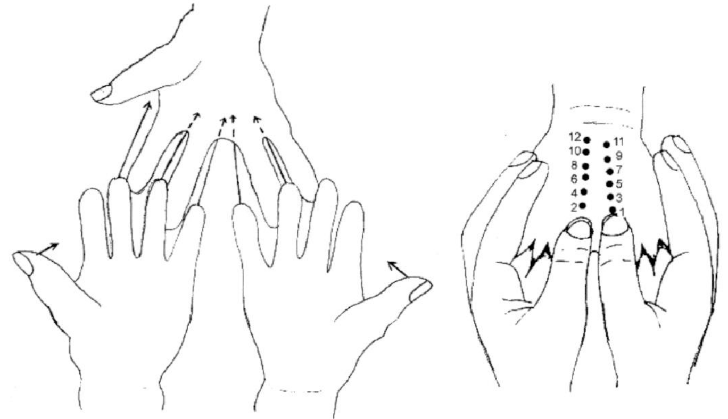

Probleme in der Pubertät und bei Heranwachsenden

Bei Kindern beiderlei Geschlechts im Alter von 10 bis 15 Jahren beginnt sich die Sexualität auszuprägen. Diese bislang ungewohnten Erfahrungen können zu Problemen führen. Für die Betroffenen beiderlei Geschlechts eignet sich folgende Behandlung.

Nutze den Pluspol Deines Heilstabes und übe auf die entsprechenden Punkte auf dem Rücken des Patienten für je zwei Sekunden leichten Druck aus, wie im Bild gezeigt.

(siehe Abb. 95 nächste Seite)

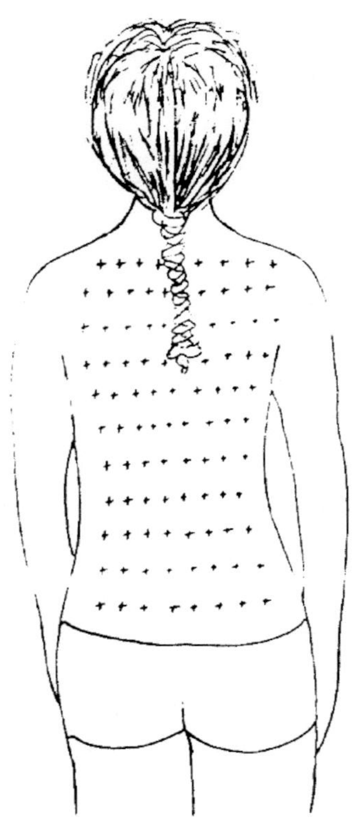

Junge Männer im Alter von 15 bis 26 Jahren sollten bei Problemen mit dem Erwachsenwerden folgendes beachten. Zunächst ist eine ausgewogene und vor allem vitaminreiche Ernährung wichtig für die Entwicklung des Körpers und der Sexualkraft. Der Verzehr von Zwiebeln eignet sich zur Behebung sexueller Probleme, wie Erektionsstörungen und vorzeitigem Samenerguss. Ebenso sollte der Patient ausreichend Wasser trinken, den Genuss von Alkohol, Kaffee und Tee dagegen weitestgehend einschränken. Eine Kombination aus diesen Getränken kann leicht zu Depressionen führen. Wer sich überwiegend von Fastfood ernährt oder zu viel Bier trinkt, wird bald am eigenen Leib spüren, dass dies zu Übergewicht führt. Leicht gesalzene Gemüsesuppen hingegen sorgen für eine stabile Gesundheit.

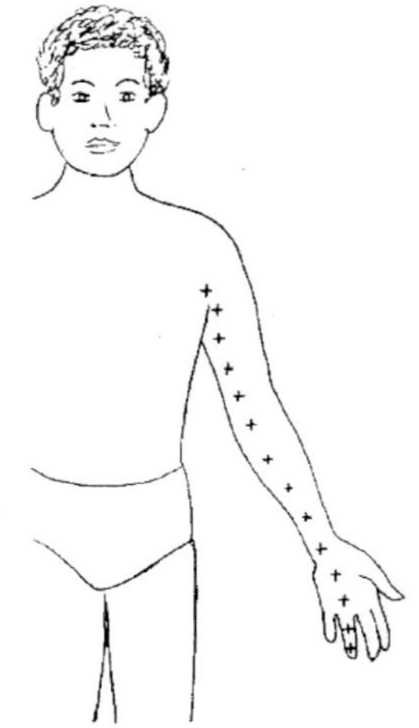

Für die Behandlung solcher Probleme bei jungen Männern verwende stets den Pluspol des Heilstabes. Beginne in der Achselhöhle und übe dann an jedem der im Bild dargestellten Punkte für je fünf Sekunden leichten Druck aus. Bewege den Heilstab dabei den Arm abwärts bis zum Ringfinger.

(siehe nebenstehende Abb. 96)

Mädchen und junge Frauen im Alter zwischen 15 und 23 Jahren sollten bei Problemen mit dem Erwachsenwerden grundsätzlich mehr frisches Obst verzehren und bis zu drei Liter stilles Mineralwasser pro Tag zu sich nehmen. Der Genuss von Orangensaft hilft, die Haut von Verunreinigungen zu befreien. Zitronensaft erhält das Blut gesund und eignet sich auch zur Behandlung von Menstruationsbeschwerden. Außerdem verzögert eine solche Diät den natürlichen Alterungsprozess.

Bei Menstruationsbeschwerden verabreiche zunächst der Patientin mit dem Minuspol des Heilstabes eine Stirn- und Schläfenmassage, wie im Bild A zu sehen.

Benutze dann den Pluspol des Heilstabes und übe an den beiden im Bild B dargestellten Punkten unterhalb des Nackens für je zehn Sekunden festen Druck aus.

Danach setze die Behandlung mit dem Pluspol des Heilstabes fort. Beginne in der Achselhöhle und übe auf alle im Bild C gezeigten Punkte für jeweils fünf Sekunden leichten Druck aus. Gehe dabei den Arm abwärts bis zum Ringfinger.

(siehe nachfolgende Abb. 97 A – C)

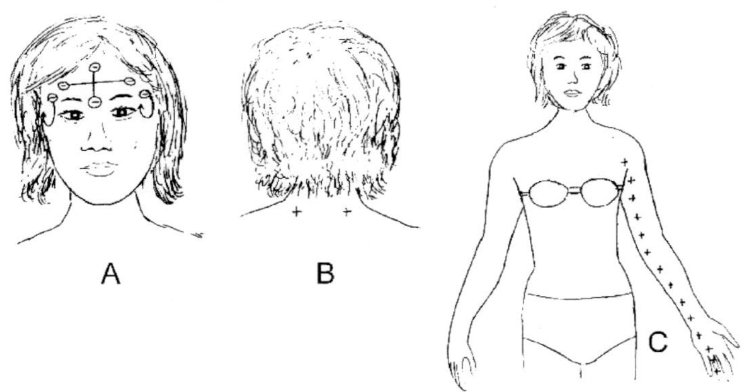

Menstruationsbeschwerden

Wenn Frauen längere Zeit über solche Beschwerden klagen, dann besteht die Gefahr von Stoffwechselstörungen oder einer Fehlfunktion der Nieren. Ein Anzeichen dafür kann dunkler Urin sein. Dies weißt auf einen zu hohen Gehalt an Salzen im Körper hin, die auch zu Nierensteinen führen können.

Benutze zur Behandlung den Pluspol des Heilstabes und führe auf der Handfläche des Patienten kreisförmig leichte Berührungen aus, wie im Bild dargestellt. Übe auf jeden Punkt dabei leichten Druck für je fünf Sekunden aus. Anschließend behandle auf die gleiche Weise die Punkte am Handgelenk der Patientin (siehe Bild). Die Behandlung wird an beiden Händen durchgeführt.

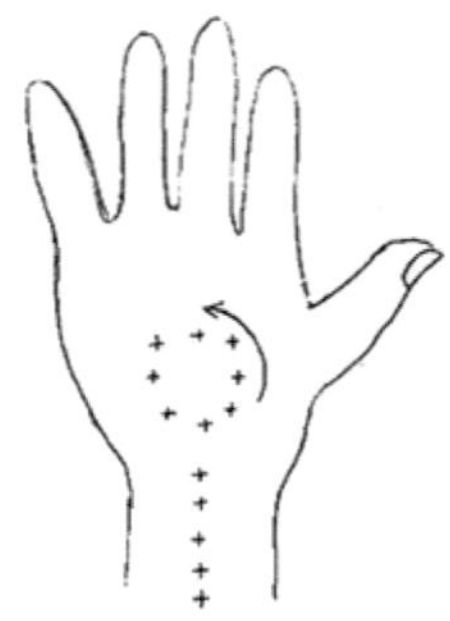

(siehe nebenstehende Abb. 98)

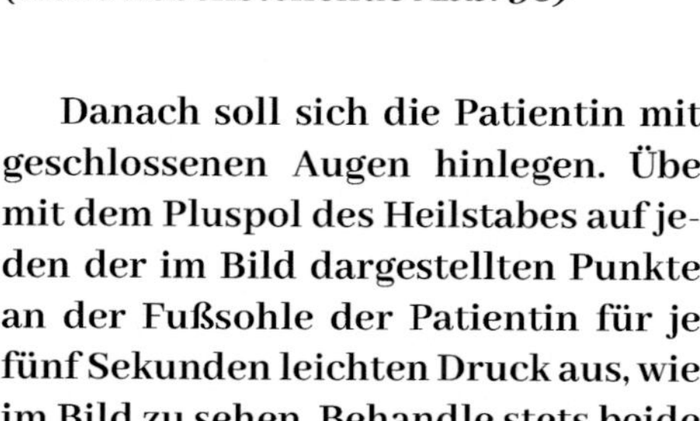

Danach soll sich die Patientin mit geschlossenen Augen hinlegen. Übe mit dem Pluspol des Heilstabes auf jeden der im Bild dargestellten Punkte an der Fußsohle der Patientin für je fünf Sekunden leichten Druck aus, wie im Bild zu sehen. Behandle stets beide Füße auf die gleiche Weise.

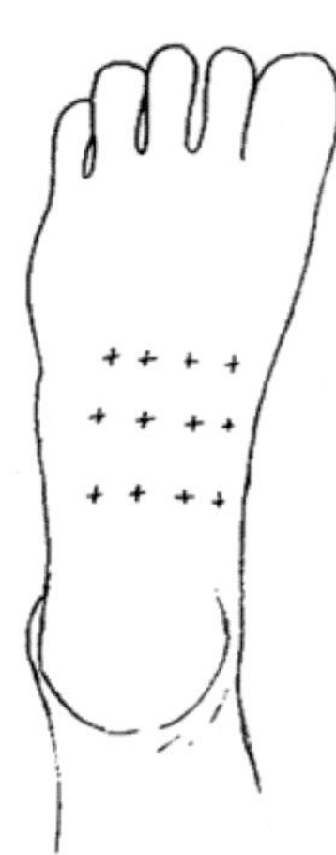

(siehe nebenstehende Abb. 99)

Zum Abschluss der Behandlung reibe Hände und Füße der Patientin mit etwas Massageöl ein und verabreiche ihr an diesen Körperpartien eine kraftvolle Massage.

Um Menstruationsbeschwerden vorzubeugen, sollten Frauen reichlich frisches Obst essen. Besonders sind Äpfel dafür geeignet. Alternativ dazu ist es möglich, jeden Abend vor dem Zubettgehen zwei Gläser Zitronenwasser zu trinken.

Träume sexuellen Inhalts

Wer von uns hatte nicht schon einmal solche Träume? Sie sind harmlos, so lange sie nicht zum Lebensinhalt werden. Treten diese Träume sehr häufig auf, und beginnen, das Leben einer Person zu verändern, dann entziehen sie diesem Menschen Lebensenergie. Die Ursachen der Träume sind verschiedenartig. Meist treten sie jedoch auf, wenn der Betroffene unglücklich verliebt ist. Im Extremfall können sie zu Depressionen führen. Deshalb ist eine Behandlung angeraten, bevor solche Träume zu ernsteren Problemen führen. Die nachfolgend beschriebene Behandlung kann auch bei größeren Liebes- und Beziehungsproblemen durchgeführt werden.

Gib etwas heißes Wasser in Deine Hand und benetze damit das Kronenchakra des Patienten. Führe dann mit dem Pluspol des Heilstabes an den im Bild gezeigten Stellen leichte Berührungen für jeweils fünf Sekunden aus.

(siehe nebenstehende Abb. 100)

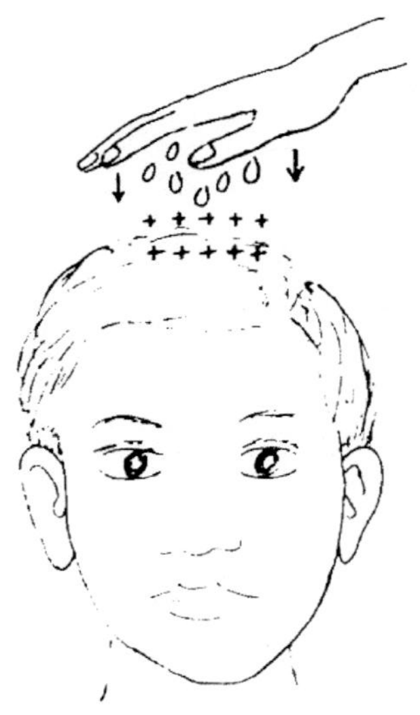

Anschließend übe mit dem Pluspol des Heilstabes auf die Fußsohle an den dargestellten Punkten für je fünf Sekunden festen Druck aus. Behandle beide Füße auf die gleiche Weise. Bevor der Patient zu Bett geht soll er sich seine Füße gründlich waschen. Nach drei Tagen werden die Träume nicht mehr wiederkehren. Die Behandlung wird für Frauen und Männer auf die gleiche Weise ausgeführt.

(siehe nebenstehende Abb. 101)

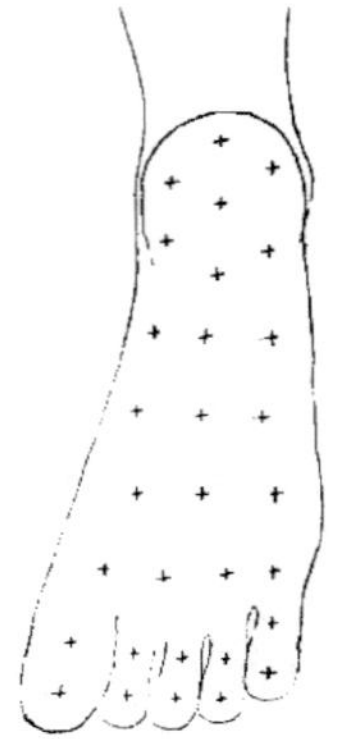

Patienten mit diesen Beschwerden sollten zeitig zu Bett gehen, und auf den Genuss von Eiern ebenso wie auf Milchprodukte und Käse verzichten.

Probleme beim Wasserlassen

Ein sicheres Anzeichen dafür ist eine dunkle Verfärbung des Urins. Wenn Du feststellen willst, ob Dein Patient ein solches Problem hat, dann drücke mit Deiner Hand fest die Handfläche des Patienten (siehe Bild 102 A). Ist dies für den Patienten schmerzhaft, dann hat er solche Beschwerden.

Zur Behandlung übe mit dem Pluspol des Heilstabes an den in den Bildern 102 B und C dargestellten Punkten an beiden Händen und Füßen des Patienten kraftvollen Druck für jeweils fünf Sekunden aus. Führe diese Behandlung zweimal täglich aus.

Ein weiteres Problem beim Wasserlassen kann darin bestehen, dass der Urin nur schwach oder tropfenweise fließt. Der Grund dafür ist entweder in einer Erkältung, dem Missbrauch von Alkohol, einer Vergiftung oder bei Männern in der Fehlfunktion der Prostata zu suchen.

Benutze den Pluspol des Heilstabes und übe auf die Punkte oberhalb der Augen des Patienten einen festen Druck für zehn Sekunden aus (siehe Bild 102 D). Danach setze ebenfalls für je zehn Sekunden zwei feste Druckpunkte neben der Blase des Patienten, wie im Bild 102 E zu sehen.

(siehe nachfolgende Abb. 102 A – E)

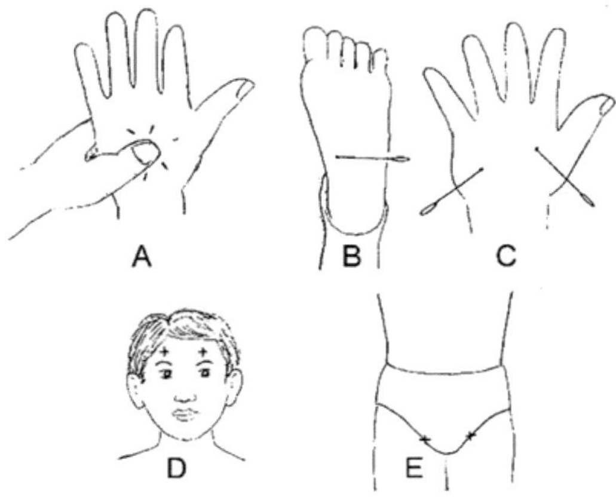

Gesundes Abnehmen und Entschlacken

Gib den Saft von zehn Zitronen in einen Krug Wasser und verschließe ihn dann. Nutze dieses Wasser frühestens nach drei Tagen. Je länger Du mit der Anwendung wartest, umso besser ist die Wirksamkeit des Zitronenwassers.

Lass den übergewichtigen Patienten sich flach niederlegen und ausstrecken. Lege nun in Herzhöhe ein trockenes Baumwolltuch über seinen Oberkörper. Tauche dann den Minuspol des Heilstabes in das Zitronenwasser und verabreiche dem Patienten damit eine Massage über den ganzen Körper. Bleibe dabei jedoch stets unter dem Herzen. Berühre nicht das Tuch oder die Körperpartien darüber. Lass das Zitronenwasser für zwanzig Minuten in die Haut des Patienten einziehen.

(siehe nachfolgende Abb. 103)

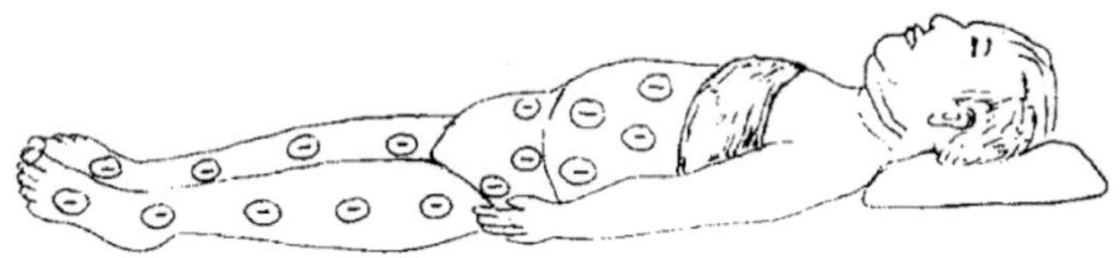

Nach solch einer Behandlung fühlen sich die Patienten meist erschöpft. Lass sie daher im Anschluss einen kurzen Spaziergang für fünf oder zehn Minuten unternehmen.

Führe diese Behandlung für mindestens eine Woche oder auch länger fort, bis die gewünschte Gewichtsreduktion erfolgt ist.

Magenschmerzen, Magengeschwür

Magenschmerzen können nach dem Verzehr verdorbener Speisen ebenso auftreten wie bei zu fettiger Nahrung. Nicht ausreichend gekochtes Essen verursacht auch diese Probleme. In solchen Fällen sind Magenschmerzen oft mit Durchfällen und Schwächegefühlen verbunden.

Lass den Patienten zunächst ein Glas Zitronenwasser trinken. Dann tauche ein Baumwolltuch in Salzwasser und lege es über seinen Magen. Nun benutze den Pluspol Deines Heilstabes und übe an den im Bild dargestellten Punkten leichten Druck für je fünf Sekunden durch das Tuch auf den Magen aus. Anschließend soll der Patient so viel Wasser wie möglich trinken. *(siehe Abb. 104 nächste Seite)*

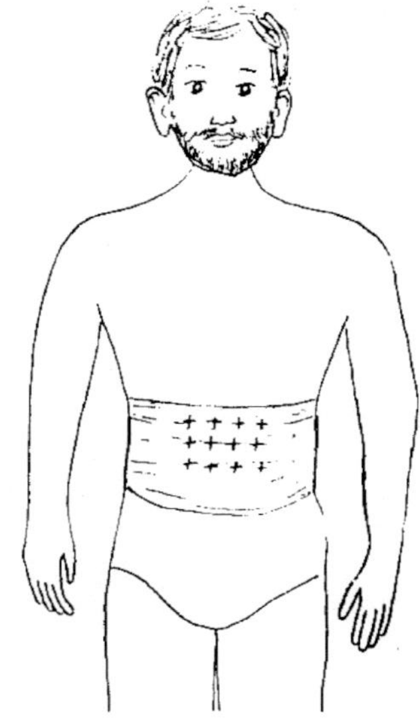

Magenschmerzen können ebenfalls auftreten, ohne dass es zu Durchfällen kommt. Solche Beschwerden werden insbesondere durch den Genuss unreifen Obstes verursacht. Ein Zuviel an fettem Fleisch, Geflügel, Eiern oder Käse sorgt ebenfalls für diese Art des Unwohlseins.

Zur Behandlung tauche den Pluspol des Heilstabes für zehn Minuten in ein großes Glas Wasser. Der Patient soll von diesem Wasser dann dreimal täglich eine Tasse trinken. Normalerweise vergehen dann die Magenschmerzen sehr rasch.

Magengeschwüre kannst Du recht eindeutig identifizieren, wenn die Hände eines Patienten mit diffusen Magenbeschwerden verschieden verfärbt sind. Eine Hand sieht dann infolge starker Durchblutung rot aus, die andere dagegen durch Blutmangel weiß.

Umwickle zur Behandlung den Minuspol Deines Heilstabes mit einem Baumwolltuch. Tauche ihn dann in Massageöl und verabreiche dem Patienten eine Massage in Höhe seines Magens. Diese Behandlung soll morgens und abends durchgeführt werden.

Ergänzend dazu kannst Du mit dem Pluspol des Heilstabes an dem im Bild dargestellten Punkt am Handgelenk des Patienten eine weitere Behandlung vornehmen. Zunächst soll der Patient beide Hände für zehn Minuten in warmes Wasser tauchen. Danach übe mit dem Pluspol des Heilstabes an dem bezeichneten Punkt für zwei Minuten festen Druck aus. Behandle beide Hände auf die gleiche Weise.

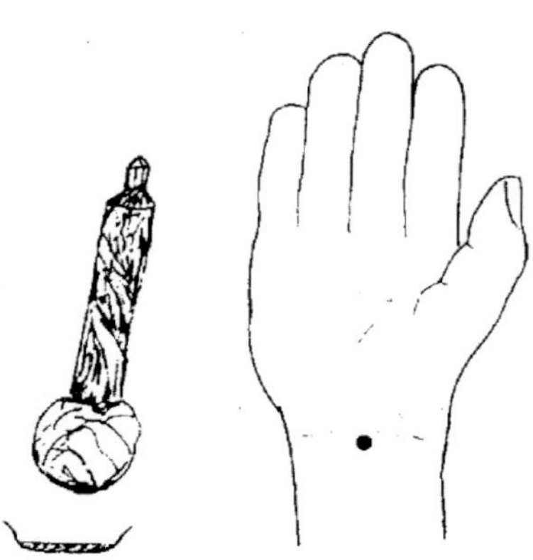

(siehe nebenstehende Abb. 105)

Der Patient sollte während der Behandlung ausschließlich grünes Gemüse, Brot und Fruchtsäfte zu sich nehmen. Fleisch, Fisch, Geflügel und fetthaltige Nahrungsmittel wie Käse sollten gemieden werden.

Führe die beschriebene Behandlung an sieben aufeinander folgenden Tagen durch. Dann sollte eine Besserung des Zustandes eintreten. Tritt diese nicht ein, ist dem Patienten die Konsultation eines Arztes anzuraten.

Blinddarmentzündung

Für den Patienten ist diese Erkrankung zumeist mit Schmerzen verbunden. Außerdem verspürt er keinerlei Hungergefühl mehr.

Die Behandlung eines so Erkrankten sollte am Morgen auf nüchternen Magen des Patienten erfolgen. Zunächst soll er einen Liter stilles Mineralwasser zu sich nehmen. Dann verabreiche ihm an den schmerzenden Stellen eine sanfte Massage. Gehe dabei sehr vorsichtig zu Werke, um dem Patienten nicht noch mehr Schmerz zu bereiten.

Führe die Behandlung mit dem Minuspol Deines Heilstabes weiter fort. Beginne im Nacken des Patienten und gehe mit einer sachten, streichenden Bewegung zur Vorderseite des Oberkörpers und dann hinab bis zu der Stelle, an der sich der entzündete Blinddarm befindet. Massiere diesen Bereich sanft mit dem Minuspol des Heilstabes für eine Minute. Dann binde ein Baumwolltuch über diese Stelle um den Körper des Patienten. Er soll es bis zur nächsten Behandlung tragen. Führe diese Behandlung an vier aufeinander folgenden Tagen durch.

Während dieser Zeit soll der Patient Fleisch und fetthaltige Speisen wie Käse vollkommen meiden. Hingegen kann er Gemüse und vegetarische Suppen sowie Brot verzehren, jedoch keine Früchte. Sofern es möglich ist, sollte er den Saft der Kokosnuss trinken, andernfalls Wasser, welches mit Glukose D angereichert ist.

(siehe Abb. 106 nächste Seite)

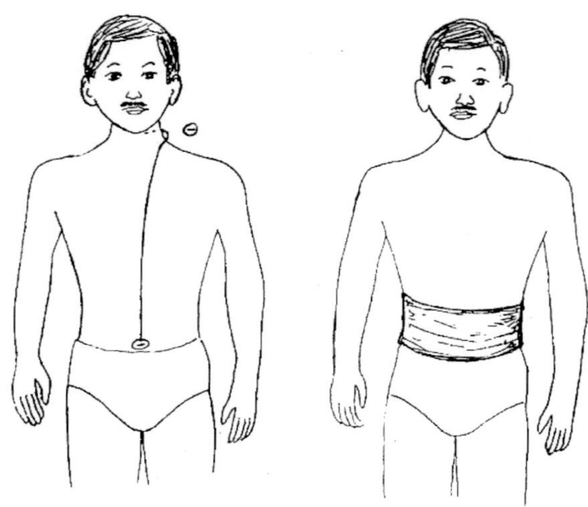

Tritt keine Besserung ein oder verschlechtert sich der Zustand des Patienten, ist ihm anzuraten, so rasch als möglich ein Krankenhaus aufzusuchen. Bei einem Blinddarmdurchbruch ist eine schnellstmögliche Operation unbedingt erforderlich.

Nierensteine

Tauche zur Behandlung des Pluspol Deines Heilstabes in Salzwasser. Übe dann auf jeden im Bild dargestellten Punkte für je zehn Sekunden festen Druck aus. Tauche dabei den Heilstab vor jeder Berührung erneut in Salzwasser. Beginne mit der Behandlung bei Punkt 1 und gehe dann in der Reihenfolge der Zahlen bis zum Punkt 38 vor.

(siehe Abb. 107 nächste Seite)

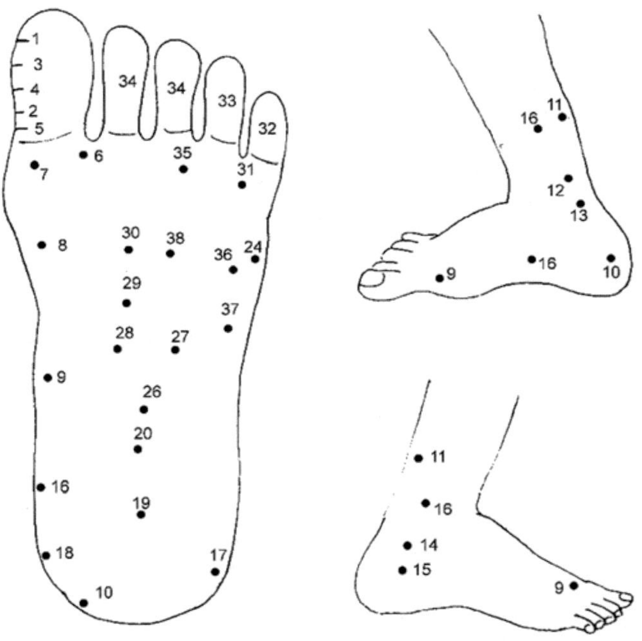

Diabetes

Lege beide Hände auf die Magenregion des Patienten. Deine Daumen zeigen dabei in Richtung der Beine des Patienten. Übe mit den Daumenkuppen einen starken Druck aus, während Du sie langsam nach unten bewegst, wie im Bild zu sehen. Bewege die Daumen dann in Richtung der Nieren, und gehe von da aus wieder aufwärts.

(siehe Abb. 108 nächste Seite)

Der Patient soll jeden Morgen auf nüchternen Magen ein großes Glas heißes Wasser trinken.

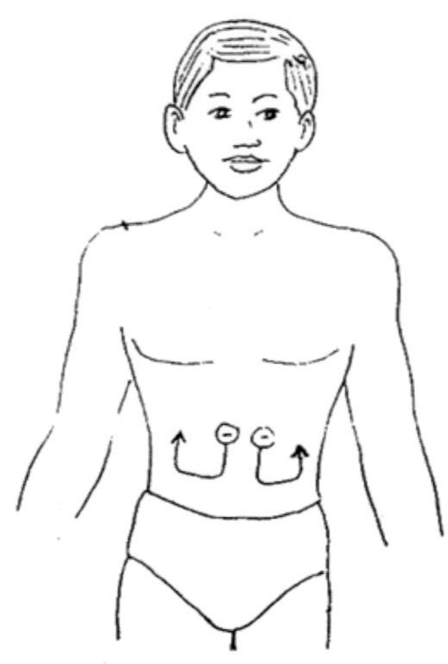

Treten bei ihm ernste Sehbeschwerden auf, dann behandle diese mit dem Pluspol des Heilstabes. Tauche ihn dazu zunächst in reinen Zitronensaft. Übe dann auf die im Bild gezeigten sieben Punkte an der Stirn des Patienten für je zehn Sekunden leichten Druck aus. Tauche den Heilstab vor jeder Berührung erneut in den Zitronensaft.

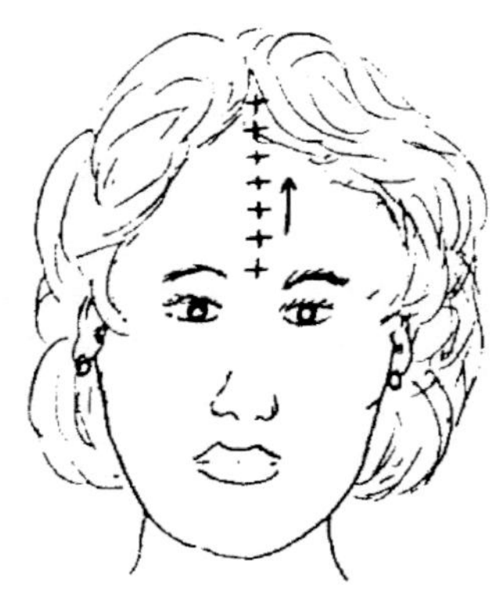

(siehe nebenstehende Abb. 109)

Behandle auf genau die gleiche Weise jene acht Punkte zwischen Brust und Nabel des Patienten, wie im Bild zu sehen.

(siehe nebenstehende Abb. 110)

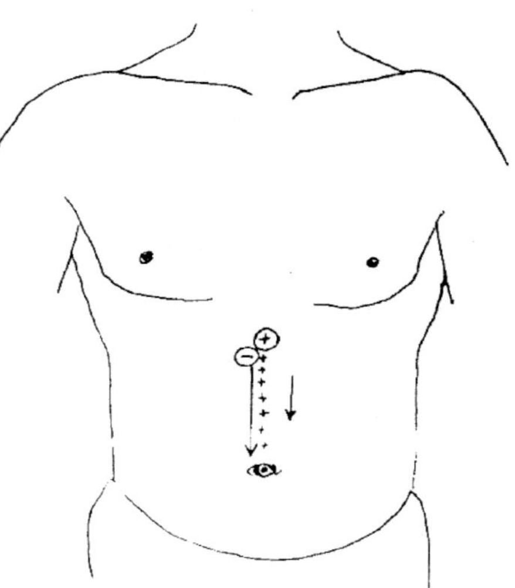

Setze anschließend den Minuspol des Heilstabes am obersten Behandlungspunkt an und führe anschließend damit eine kräftige streichende Bewegung in Richtung Nabel aus.

Malaria

Patienten, die an Malaria erkranken, leiden unter hohem Fieber und Schüttelfrost. Eine besonders gefährliche Form ist die Malaria tropica. Die Erkrankung wird durch den Stich der Anopheles-Mücke übertragen. Vor allem die Leber kann durch Malaria geschädigt werden.

Zur Behandlung tauche den Pluspol des Heilstabes zunächst für eine Stunde in Zitronenwasser. Dann übe auf alle im Bild dargestellten Punkte für jeweils drei Sekunden einen leichten Druck aus. Beginne dabei am Mittelfinger des Patienten und gehe auswärts bis zur Achselhöhle. Von da aus setze die Behandlung am Oberkörper abwärts bis zur Leber fort. Behandle auf diese Weise beide Körperseiten. Tauche vor jeder Berührung den Heilstab erneut in das Zitronenwasser. Trockene danach die behandelten Körperstellen mit einem Baumwolltuch ab.

(siehe nachfolgende Abb. 111)

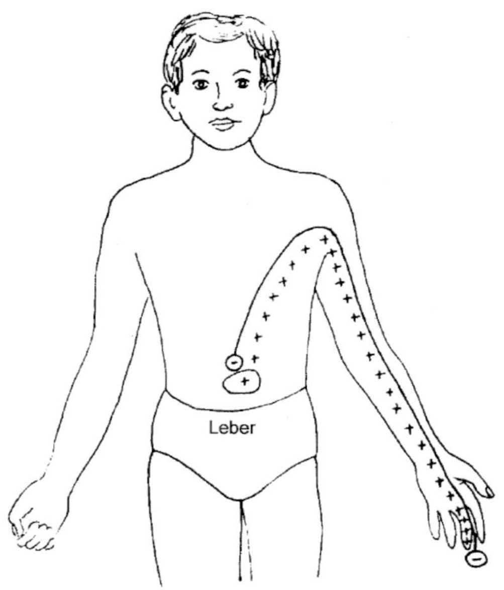

Anschließend verabreiche dem Patienten mit dem Minuspol des Heilstabes eine Massage vom Mittelfinger bis zur Leber. Gehe dabei genauso vor wie bei der Behandlung mit dem Pluspol. Behandle auch hier ebenfalls beide Körperseiten.

Kopfschmerzen und Migräne

Patienten, die unter solchen Beschwerden leiden, sollten vor allem ausreichend Wasser trinken, etwa drei Liter pro Tag.

Als erste Behandlung verabreiche dem Patienten eine Stirnmassage mit dem Minuspol des Heilstabes. Gehe dabei zunächst von oben nach unten und dann von rechts nach links. Massiere nun beide Schläfen des Patienten. Bewege hierbei den Heilstab kreisförmig im Uhrzeigersinn.

(siehe nachfolgende Abb. 112)

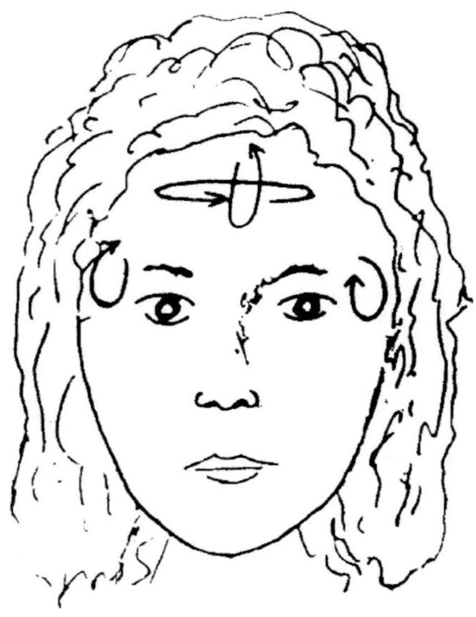

Anschließend tauche den Pluspol des Heilstabes in eine Schüssel mit kaltem Wasser. Behandle nun die Punkte auf der Stirn des Patienten, wie im Bild zu sehen.

Übe auf jeden Punkt dabei einen sanften Druck von fünf Sekunden aus. Tauche dabei vor jeder neuen Berührung den Heilstab in das kalte Wasser.

(siehe nebenstehende Abb. 113)

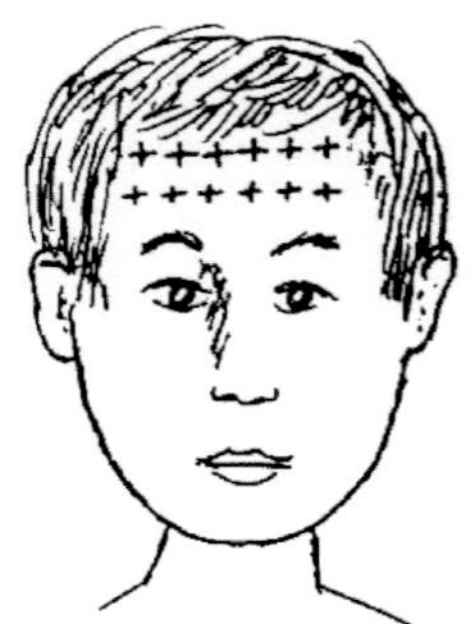

Zum Abschluss übe für zehn Sekunden einen festen Druck auf den allgemeinen Behandlungspunkt 13 an der Seite des Handgelenks aus, wie im Bild gezeigt. Behandle auf diese Weise beide Hände.

(siehe nebenstehende Abb. 114)

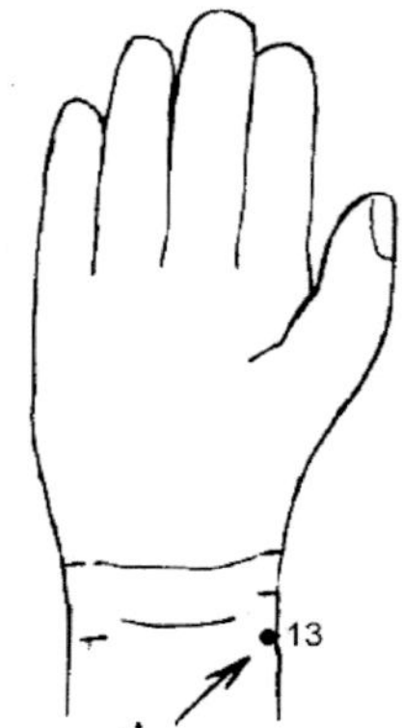

Der weitere Weg

In den vorangegangenen Kapiteln habe ich das Heilwissen aus Shambhala nach bestem Wissen und Gewissen beschrieben, so wie es mir von meinem Freund Kenzen übermittelt wurde.

Die einmalige Lektüre des Buches wird sicher nicht ausreichen, um Dich zu einem tibetischen Heiler zu machen. Betrachte das Buch vielmehr als einen Ratgeber, den

Du immer wieder zur Hand nehmen kannst. Nun geht es für Dich darum, das angelesene Wissen durch Erfahrungen zu verinnerlichen. Praktiziere daher immer wieder die in diesem Buch beschriebenen Meditationen und Heilmethoden. Auf diese Weise gewinnst Du Sicherheit bei den Behandlungen. Diese innere Ruhe wird sich auch auf Deine Patienten übertragen und ihren Heilungsprozess unterstützen.

Bedenke jedoch stets, dass Du sicherlich nicht all Deine Patienten heilen kannst. Würdest Du jeden heilen können, dann wärst Du kein Mensch, sondern ein Gott.

Daher ist es wichtig, dass Du als Heiler nicht allein arbeitest, sondern den Kontakt zu anderen suchst. Scheue Dich nicht, bei Problemen Kollegen nach ihrer Meinung zu fragen. Wenn Du offen und vertrauensvoll bist, wirst Du sehen, dass viele bereit sind, ihr Wissen mit Dir zu teilen, und sich mit Dir auszutauschen.

Suche auch Verbindungen zu Ärzten der westlichen Schulmedizin. Dieser Ratschlag mag ungewöhnlich klingen, da es in den Kreisen der Alternativmedizin heute leider schon zum guten Ton gehört, in den Schulmedizinern die Inkarnation des Bösen zu sehen.

Ein wirklicher Heiler wird aber nie das Trennende betonen, sondern das Verbindende suchen. Diese Verbindung zwischen Arzt und Heiler ist einfach – beide wollen ihren Patienten so gut wie irgend möglich helfen. Sonst hätten sie ihren Beruf nicht ergriffen. Dass Schulmediziner aufgrund einer übermächtigen Lobby der Pharmaindustrie bei ihrer Arbeit vielfach eingeengter sind als alternative Heiler, steht auf einem ganz anderen Blatt.

Auch die Heiler in Nordindien und Tibet wissen, dass keine andere Medizin einen so großen Wissensschatz über den Aufbau und die Funktionen des menschlichen Körpers angehäuft hat, wie die westliche, allopathische Medizin. Von einem guten Anatomen oder Chirurgen kannst Du also eine Menge lernen. Versuche daher, Kontakte zu aufgeschlossenen Ärzten in Deinem Umfeld zu knüpfen.

Ebenso hilfreich kann es sein, wenn Du Verbindungen zu professionellen Psychologen oder Psychotherapeuten aufbaust. Auch durch sie kannst Du wertvolle Hinweise für Deine eigene Arbeit bekommen. Auf diese Weise ist es Dir möglich, ein eigenes Netzwerk aus Heilern, Ärzten und Therapeuten zu schaffen, welches vor allem auch Deinen Patienten nützen wird. Frage beim Aufbau dieses Netzwerkes nie danach, was die Kollegen für Dich tun können, sondern stelle Dir lieber die Frage, was Du für sie tun kannst. Dadurch wirst Du zur wichtigsten Verbindung in Deinem Netzwerk. Dies wiederum wirkt sich positiv auf Deine Arbeit aus.

Solltest Du bereits als Heilpraktiker oder Therapeut tätig sein, so kannst Du das Heilwissen aus Tibet mit anderen Heilmethoden kombinieren. Besonders wirksam ist die Arbeit mit den Kristallheilstäben im Zusammenhang mit anderen Systemen des energetischen Heilens wie etwa Prana, Reiki oder Powerhealing (Geistheilung). Doch auch als Homöopath, Farb- oder Klangtherapeut kannst Du Healing Sticks einsetzen, erst recht natürlich, wenn Du bereits mit Heilsteinen arbeitest. Zur Ergänzung einer Aura-Soma- oder Bachblütentherapie eignet sich die Behandlung mit den tibetischen Heilstäben ebenfalls.

Wenn Du auf tibetische Weise heilen willst, ist für Dich auch das notwendige Handwerkszeug von großer Wichtigkeit. Hier im Westen ist es recht schwierig, gute Heilstäbe zu finden. Zwar haben einige Exemplare durch Tibet- oder Nordindienreisende ihren Weg nach Europa gefunden, und wurden hier kopiert. Sie werden meist unter der unzutreffenden Bezeichnung „Zauberstäbe" oder „Chakrenstäbe" vor allem im Internet gehandelt. Empfehlenswerte Adressen für Internetbesteller sind *www.goan-arts.com* in Deutschland und *www.om-namo-narayan.com* in Österreich.

Es gibt außerdem einen zuverlässigen Importeur für tibetische Heilstäbe und Accessoires aus Indien, an den Du Dich wenden kannst:

HolzSteinKunst
Dipl.-Ing. Kay Uwe Dobers
Roßthaler Straße 4
017705 Freital
Tel./Fax: +49 351 – 64 89 456
E-mail: info@holzsteinkunst.de
Web: www.holzsteinkunst.de

Am besten ist es natürlich, sich einen solchen Heilstab vor Ort in Indien oder Tibet anfertigen zu lassen. Werkstätten existieren in Leh, der Hauptstadt Ladakhs ebenso wie in Dharamsala, der Exilresidenz des Dalai Lama.

Auch in Putthaparthi, in der Nähe des Ashrams von Sathya Sai Baba haben sich einige Exiltibeter niedergelassen, welche Heilstäbe in guter Qualität fertigen.

In Auroville, der „Stadt der Zukunft" nahe Pondycherry in Südindien hat sich der italienische Juwelier Vittorio Gresele, genannt Vijay, auf die Herstellung von Kristallheilstäben spezialisiert. Er gehört zu den Gründungsmitgliedern von Auroville. Eine Reise zu seiner kleinen Manufaktur lässt sich gut mit einem Besuch der indischen Schicksalsbibliotheken kombinieren, in denen Du Deine

Zukunft erfragen kannst, und wertvolle Hinweise für Deinen Weg als Heiler erhalten wirst. Über diese Palmblattbibliotheken habe ich an anderer Stelle bereits ausführlich berichtet („Die Palmblattbibliotheken und ihre Prophezeiungen zur Zukunft Europas", Kopp Verlag 2006).

Ich wünsche Dir auf Deinem spirituellen Weg als Heiler in der tibetischen Tradition die Kraft, Hindernisse zu überwinden, die Einsicht, Deine Grenzen zu akzeptieren, und die Weisheit, das eine vom anderen zu unterscheiden.

Danksagung

Ein herzliches Dankeschön soll zum Schluss all jenen ausgesprochen werden, ohne die dieses Buch nicht entstanden wäre. Insbesondere geht mein Dank an meinen Freund Kenzen vom Volk der Azaras, der mir das Jahrtausende alte Heilwissen aus Shambhala in leicht verständlicher Weise zugänglich machte. Ebenso herzlich danke ich den unermüdlichen Mitarbeitern des Verlages, welche die Realisierung dieses Manuskriptes mit tatkräftiger Hilfe und Einfühlungsvermögen begleiteten. Mein Dank geht weiterhin an all jene zuverlässigen Hoteliers, Dolmetscher, und Kraftfahrer in Indien und Tibet, ohne die meine Recherche vor Ort undenkbar gewesen wäre.

Großen Dank schulde ich meiner Frau Tina für ihre wichtigen Hinweise und ihre Mitarbeit bei der graphischen Realisierung dieses Manuskriptes, und vor allem dafür, dass sie mir den Rücken frei hielt von geschäftlichen und gesellschaftlichen Verpflichtungen, als ich an diesem Manuskript schrieb. Abschließend will ich mich nochmals bei all jenen bedanken, die in dieser kurzen Aufzählung nicht namentlich erwähnt werden konnten.

Kontakt

Mit Fragen zu den tibetischen Kristallheilstäben sowie zu Reisen nach Indien und Tibet kannst Du Dich gern direkt an mich wenden. Ebenso interessieren mich Deine Erfahrungen mit dieser traditionellen Heilmethode. Anregungen, Lob, Kritik und Erlebnisberichte sende dazu einfach an folgende Anschrift:

Thomas Ritter
Rundteil Nr. 14, D-01728 Possendorf
Tel./Fax: 0049-(0)35206-23399,
Mobiltelefon: 0049-(0)172-3516849
www.thomas-ritter-reisen.de
E-Mail: ritterreisen@AOL.COM

Begriffserläuterungen

Ashram· Spirituelles Zentrum, meist Sitz eines Guru.

Askese· Strenge Enthaltsamkeit durch körperliche und geistige Selbstüberwindung zur Erlangung ethischer Ziele, übersinnlicher Fähigkeiten oder spiritueller Vollkommenheit.

Atman· Der göttliche Funke im Innern des Menschen – das wirkliche SELBST.

Auroville· Die „Stadt der Zukunft“. Sie wurde 1967 gegründet. Ihr Konzept basiert auf den Lehren des südindischen Philosophen und spirituellen Lehrers Sri Aurobindo und seiner Gefährtin, der „Mutter“. Herzstück von Auroville ist die Meditationshalle „Matrimandir“. Derzeit leben etwa 2.500 ständige Residenten in der Stadt. Sie soll einmal bis zu 55.000 Einwohner beherbergen. In Auroville werden neue Formen des menschlichen Zusammenlebens erforscht und ausprobiert.

Avatar· Der „Herabgestiegene“; Inkarnation Gottes, die in der materiellen Welt erscheint.

Ayurveda· Wörtlich übersetzt „die Wissenschaft vom langen Leben“ – ist eine 5.000 Jahre alte, auf reiner Kräutermedizin beruhende Heilkunde. Sie beinhaltet eine fortschrittliche und vielseitige Diagnostik, prophylaktische Methodik sowie Heilverfahren, die nicht nur den materiellen Körper, sondern auch die energetischen Ebenen des menschlichen Seins berücksichtigen. Die Ayurveda umfasst ein großes Wissen der psychosomatischen Ursachenbehandlung. Den ayurvedischen Ärzten ist bekannt, dass zahlreiche Krankheiten auf Störungen im energetischen Bereich zurückzuführen sind. Gemäß der Ayurveda sind Krankheiten Signale des Körpers, die darauf hinweisen, dass das Verhältnis der Elemente im Körper gestört ist. Die Korrektur dieses Gleichgewichts beruht auf einer sehr differenzierten Ernährungswissenschaft. Die zentrale Rolle wird hierbei einer rein vegetarischen Ernährungsweise, angemessener Rohkost, gezieltem Fasten sowie der richtigen Atmung zugemessen. Ayurvedische Medizin ist kein verzweifelter Kampf gegen den Tod, sondern eine Unterstützung der natürlichen Gesundheit innerhalb eines vernünftigen Rahmens in der sicheren Gewissheit, dass bloße Gesundheit eben nicht das höchste Gut des Menschen ist. Der physische Tod ist nämlich unter keinen Umständen vermeidbar.

Azaras· Nomadisch lebendes Bergvolk mit Siedlungsgebieten in Ladakh/Nordindien und Tibet. Den Azaras wird trotz oder gerade wegen ihrer einfachen Lebensweise ein hohes spirituelles Wissen nachgesagt. So sei es ihnen möglich, die Schwerkraft zu überwinden (Levitation), sich telepatisch über große Entfernungen zu verständigen oder zugleich an mehreren Stellen zu weilen (Bilokation). Geist- und Astralreisen sollen den Azaras ebenfalls möglich sein. Das zurückgezogen lebende Bergvolk meidet seit jeher die Städte der Menschen. Die Azaras gelten als Boten Shambhalas und getreue Gefolgsleute Rigden Jyepos.

Dharma· Rechtschaffenheit; göttliche Ordnung; ethisch-religiöse Verpflichtung.

Guru· geistiger Führer; spiritueller Lehrer, der von Unwissenheit befreit, Illusionen zerstört und seinen Schülern den Weg zur Erlösung zeigt.

Gyazmo· Tibetischer Begriff für die Kristallheilstäbe aus Shambhala.

Karma· Das Gesetz der „Handlung" – Gesetz von Aktion und Reaktion.

Kali-Yuga· Das „Zeitalter von Streit und Heuchelei", welches vor fünftausend Jahren begann.

Mantra· Gesang. Worte voll geistiger Kraft oder heilige Formeln.

Maya· Das verhüllende Prinzip, welches die Manifestation des Einen als materielle Wirklichkeit erscheinen und dadurch die Schöpfung entstehen lässt – der Wunsch nach „Vielheit", die primäre Illusion.

Moksha· Befreiung des Geistes; Erlösung; Unterbrechung des Kreislaufs von Geburt und Tod; Erlangung ewiger Glückseligkeit; Vereinigung mit Gott.

Puja oder Pooja· Gottesdienst; rituelle Verehrung

Rigden Jyepo· Dieser tibetische Begriff wird mit „Herr der Welt" übersetzt. Gemeint ist der mythische Herrscher Shambhalas.

Rishis· Bedeutet wörtlich „Rasende" oder besser „Seher". Die Rishis waren die Heiligen des vedischen Zeitalters in Indien. Das Sternbild „Großer Wagen" steht mit seinen Sternen für die Sieben Rishis.

Samsara· Fluss; Kreislauf des Lebens; beständiger Wechsel; der endlose Zyklus von Geburt und Tod.

Sannyasins· Die „Weltabgewandten", so werden vor allem die Schüler des indischen Weisheitslehrers Osho (Bhagwan Sri Rainesh) bezeichnet

Sathya Sai Baba· Weisheitslehrer und spiritueller Führer aus dem indischen Bundesstaat Maharashtra. Er unterhält in der Stadt Putthaparti einen großen Ashram sowie Krankenhäuser, Schulen und sogar eine Universität. Sai Baba gilt als Avatar und Reinkarnation des Shirdi Sai Baba, eines südindischen Weisheitslehrers aus dem 19. Jahrhundert. Er hat zahlreiche Anhänger auch in Europa.

Shambhala· Geheimnisvolles, schwer zugängliches Tal im Norden Indiens oder in Tibet, in dem spirituell hochstehende Wesen zu Hause sind. Shambhala soll durch „sublime Mauern aus psychischer Kraft" von der Menschenwelt getrennt sein.

Veden· Der Hinduismus begründet sich in den Veden, dem heiligen Wissen, das von den Weisen (Rishis) „erschaut“ wurde, und die es dann in Worte fassten. Lange Zeit wurde dieses Wissen nur mündlich überliefert, seine Hüter wurden Brahmanen genannt, im ursprünglichen Sinne eine spirituelle Bezeichnung für einen Wissenden, jemanden, der im Kontakt mit dem Brahman steht. Erst später wurden diese rituellen und magischen Formeln, Lieder, Opfergebete und Hymnen in Alt-Sanskrit aufgeschrieben. Im Mittelpunkt stand dabei immer das Opfer, das auf genau vorgeschriebene Art ausgeführt werden musste, um das Wohlwollen der Götter und die universelle Harmonie aufrecht zu erhalten. Die Bedeutung des Opfers erklärt sich schon allein aus der Tatsache, dass die Arier ein nomadisierendes Hirten- und Kriegervolk waren und somit Kulthandlungen in Tempeln, wie wir sie aus dem heutigen Hinduismus kennen, gar nicht möglich waren. Ebenso waren in dieser Zeit natürlicherweise personifizierte Naturgewalten wie Agni (Feuer, Blitz), Surya (Sonne) und Indra (Wind und Regen) von großer Bedeutung. Sinn der Opferhandlungen war es, die Gunst der Götter auf sich zu ziehen, um recht irdische Dinge zu erlangen, wie viele Söhne, Wohlstand und Ansehen. Dem im Sinne des Dharma Lebenden, der alle Regeln seiner Kaste bezüglich Familie, Beruf und Gesellschaft erfüllte, stand nach dem Tode das Land der Väter offen. Dies scheint so etwas wie das biblische Paradies zu sein. Eine solche Religionsauffassung wird als Religion des Genießens im Gegensatz zu den später entstandenen Upanishaden verstanden, wo der Schwerpunkt auf der Erlösung (Moksha) liegt. Die ältesten vedischen Hymnen sollen in die Zeit bis 1500 v. Chr. zurückgehen, während die ältesten Upanishaden ab 750 v. Chr. anzusiedeln sind.

Yoga· Selbstkontrolle· spirituelle Disziplin mit dem Ziel des Einswerdens mit Gott.

Literaturverzeichnis

Childress, David Hatcher, Lost Cities of China, Central Asia and India, Adventures unlimited, Stelle, IL 60919 USA, 1991

Childress, David Hatcher, Lost Cities of Ancient Lemuria & the Pacific, Adventures unlimited, Stelle, IL 60919 USA, 1987

Dow, Jane Ann· Praktisches Handbuch der Edelstein- und Kristalltherapie, Ludwig, 1993

Finley, Huge & Kollegen, Indien – Handbuch, Verlag Gisela E. Walther, 5. Auflage, Bremen, 1997

Gienger, Michael· Die Steinheilkunde, Neue Erde, Saarbrücken, 2000

Gienger, Michael, Die Heilsteine der Hildegard von Bingen, Neue Erde, Saarbrücken, 2004

Gienger, Michael, Lexikon der Heilsteine, 6. Auflage, Neue Erde, Saarbrücken, 2004

Hall, Judy· Die Weisheit der Edelsteine und Kristalle, Urania Verlag, 2001

Hedin, Sven, Transhimalaya, Entdeckungen und Abenteuer in Tibet, 7. Auflage, F. A. Brockhaus, Mannheim/Leipzig, 1985

Kircher, Nora, Edelstein-Akkupressur, Neue Erde, Saarbrücken, 2004

Lilly, Sue und Simon, healing with cristals and chakra energies, Hermes House, London, 2003

Roerich, Nicholas, Shambhala – The Resplendent, Talai-Pho-Brang, 1928

Richardson, Wally und Jenny: Die geistigen Heilkräfte der Edelsteine, Goldmann, 1997

Vijay and Prema Devi, The Healing Path of Crystals, Memories from the Future of Light, Auroville, 2000

Waterstone, Richard, Living Wisdom India, Duncan Baird Publishers, London, 1995

Westwood, Jennifer , Shangri-La – Das geheime Utopia in Sagen – Mythen – Menschheitsrätsel, Frederking & Thaler, München, 1990

Weiterhin fanden meine privaten Aufzeichnungen über die Reisen nach Ladakh im Juli 1997 und nach Tibet im August 1998 sowie Texte meiner Reisetagebücher von 2001 bis 2004 Eingang in dieses Buch.

Weitere Bücher des Autors sowie anderer Autoren zu faszinierenden Themen finden Sie in unserem Verlagsprogramm:

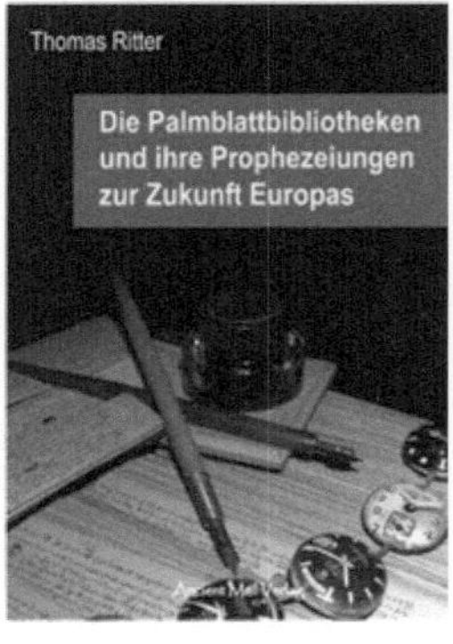

Thomas Ritter

Die Palmblattbibliotheken und ihre Prophezeiungen zur Zukunft Europas

Überarbeitet und ergänzte Neuauflage!

ISBN 978-3-935910-74-3, Din A5, Paperback, 273 Seiten, 12 Farb-Abb., **€ 19,50**

Indien ist für viele Menschen unserer westlichen Kultur immer noch ein fernes, märchenhaftes Reich voller Geheimnisse, Mythen und Legenden. Kein anderes Land auf dieser Welt wird mit einem solch uralten, hochstehenden spirituellen Wissen in Zusammenhang gebracht, wie eben Indien. Tatsächlich existiert dieses Wissen, der Veda, bis in unsere Tage. Das vedische Wissen umfasst zahlreiche Aspekte, zu denen auch Jothir Veda, die Kunst der Zukunftsdeutung, gehört. Anders als in Europa werden die Vorhersagen des Jothir Veda als exakte Wissenschaft begriffen. So verwundert es nicht, dass sich in Indien der Überlieferung zufolge 12 so genannte Palmblattbibliotheken befinden. Dort sollen die Schicksale von mehreren Millionen Menschen auf den getrockneten und entsprechend präparierten Blättern der Stechpalme in den alten Hochsprachen Sanskrit oder Alt-Tamil niedergeschrieben sein. Ein Blatt für jedes Leben. Ist dies Realität oder nur ein weiteres Märchen aus dem Morgenland? Der Autor wollte es genau wissen. Seit 1993 bereist er Indien. Thomas Ritter suchte und fand die sagenumwobenen Palmblattbibliotheken. Als erstem Europäer gelang es ihn, sein persönliches Palmblatt ausgehändigt zu bekommen, um es in der Heimat einer philologischen Untersuchung sowie einer Altersbestimmung mittels der C-14-Methode zu unterziehen. Die Ergebnisse dieser Untersuchungen sind wahrhaft sensationell und geeignet, gängige Weltbilder gründlich zu erschüttern. Doch die Weisen und Seher des alten Indien haben nicht nur die Schicksale einzelner Menschen aufgezeichnet. Sie hinterließen gleichzeitig atemberaubende Aufzeichnungen über die Geschichte der Menschheit, beschreiben die Probleme der Gegenwart und die zukünftige Entwicklung auf diesem Planeten.

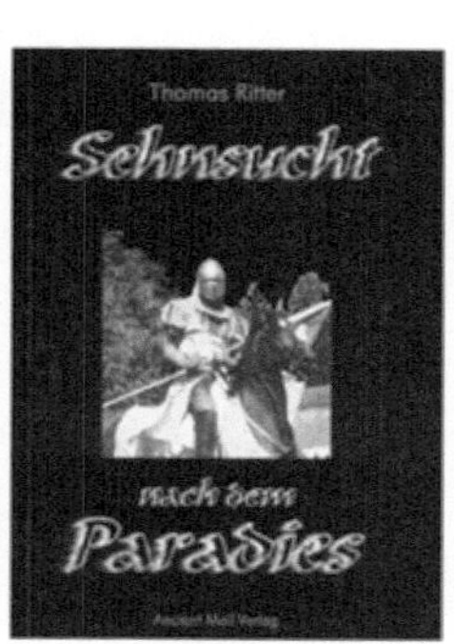

Thomas Ritter

Sehnsucht nach dem Paradies

Die Kinderkreuzzüge im Jahr 1212.

ISBN 978-3-935910-06-4, 109 Seiten, Pb., **9,50 Euro**

Warum schweigen die meisten unserer Geschichtsbücher, wenn es um die Geschichte der Kinderkreuzzüge geht? Thomas Ritter hat umfangreiche Recherchen an den Orten des Geschehens durchgeführt und ist der Frage nachgegangen, was wohl der wahre Auslöser für die fanatischen Vorhaben der Kinderscharen gewesen sein mag.

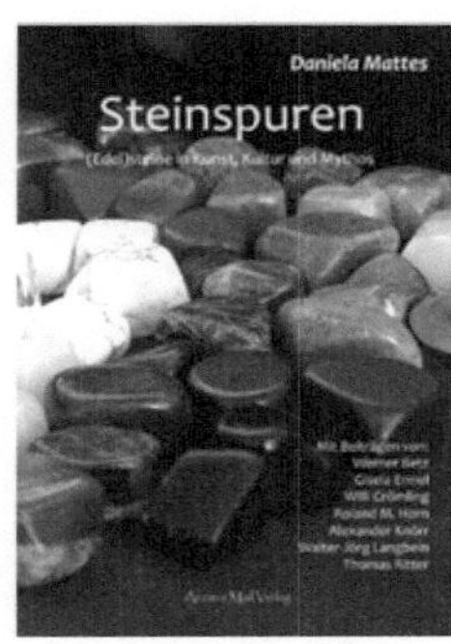

Daniela Mattes

Steinspuren

Mit Beiträgen von Werner Betz, Gisela Ermel, Willi Grömling, Roland M. Horn, Alexander Knörr, Walter-Jörg Langbein und Thomas Ritter

ISBN 978-3-943565-08-9, Din A5, Pb, 271 Seiten, 27 s/w-Abb., 26 Farbfotos, **€ 16,50**

Mineralien, Gesteine, Edelsteine sind „Bausteine" der Erde und des Lebens auf ihr. In alten Kulturen wurden Steine verwendet, um imposante Bauwerke zu errichten, um Schriftzeichen darin zu hinterlassen, von denen wir manche heute noch enträtseln. Sie haben wertvolle Schmuckstücke hervorgebracht und als Baumaterial und zur kultischen Anbetung gedient, als Tauschmittel, als Zeichen für Reichtum, als Grabbeigabe oder zur Heilung. Wenn man also Steine und Mineralien betrachtet, muss man ihnen in Ihrer Gesamtheit Respekt zollen und auch andere Bereiche als allein die Heilung berücksichtigen.

Unsere Autoren haben sich zusammengetan, um Ihnen die faszinierende Welt der Steine näher zu bringen. Erfahren Sie in den fünf spannenden Kapiteln mehr über die esoterische und heilende Anwendung von Steinen, ihren Einsatz als Schmucksteine, ihre Bedeutung in Religion, Märchen und Legenden sowie in alten Kulturen. Werfen Sie einen Blick auf die Verwendung der Steine in Geschichte und Alltag sowie auf den faszinierenden Bereich der Grenzwissenschaften und der Forschung.

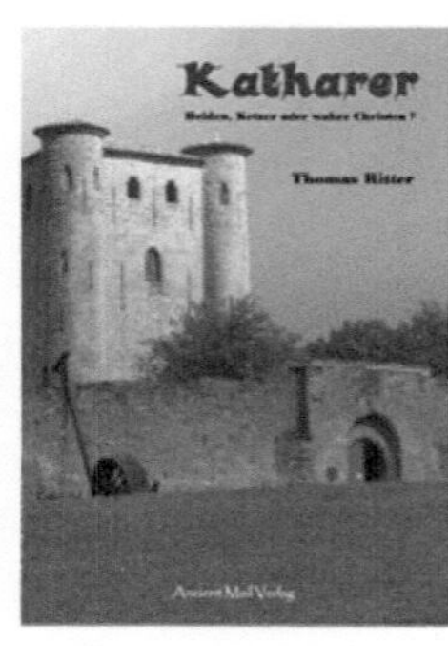

Thomas Ritter

Katharer

Heiden, Ketzer oder wahre Christen?

ISBN 978-3-935910-84-2, 164 Seiten, 19 Farbfotos, Pb., **€ 13,50**

Wer waren sie wirklich, die Katharer – eine ketzerische Sekte oder wahre Christen, die ihren festen Glauben bewahrten, bis sie in einem gewaltigen Kreuzzug vernichtet wurden?

Thomas Ritter ist auf vielen Reisen ihren Spuren vom Aufstieg der Glaubensgemeinschaft bis zu ihrem tragischen Untergang gefolgt.

Folgen Sie ihm und entdecken auch Sie den Schatz der Katharer, von dem die Inquisitoren sagten, er sei von nicht mit Geld aufzuwiegendem Wert. Waren es materielle Dinge oder waren es einfach nur die Geheimnisse ihres Glaubens, die bis heute nicht vollständig ergründet sind?

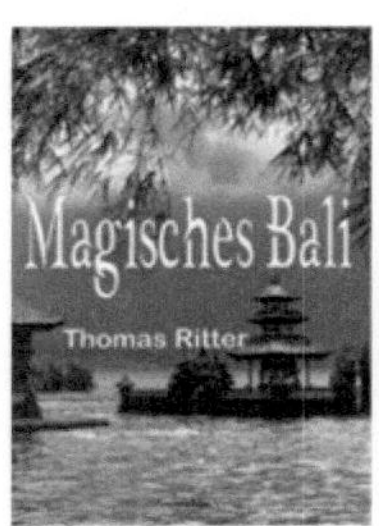

Thomas Ritter

Magisches Bali

Von Hexen, Heilern und Schicksalslesungen

IBSN 978-3-95652-117-1, Din A5, 68 Seiten, Pb.., 46 Farbfotos, **€ 8,90**

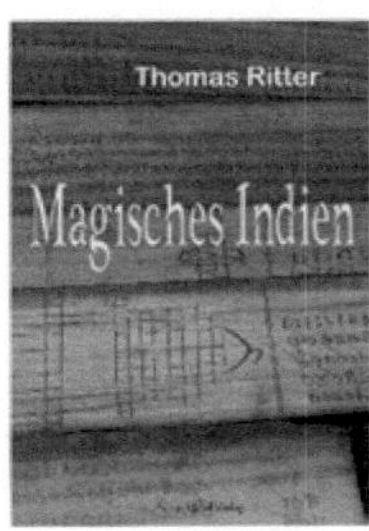

Thomas Ritter

Magisches Indien

Mächtige Götter, Geheimnisvolle Palmblattbibliotheken, Verlorene Schätze

IBSN 978-3-95652-160-7, Din A5, Pb., 72 Seiten, 39 Farbfotos, **€ 8,90**

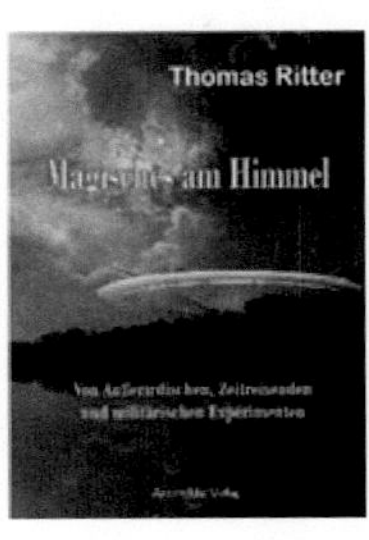

Thomas Ritter

Magisches am Himmel

Von Außerirdischen, Zeitreisenden und militärischen Experimenten

IBSN 978-3-95652-264-2, Din A5, Pb, 64 Seiten, 19 größtenteils farbige Abbildungen, **€ 8,90**

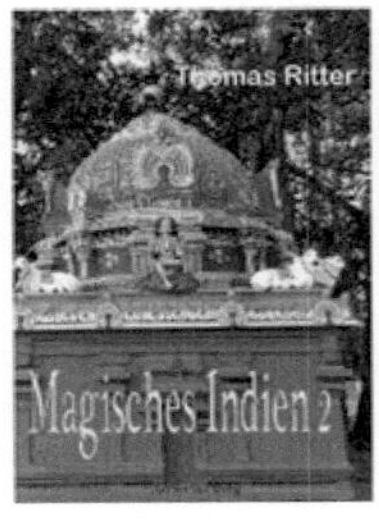

Thomas Ritter

Magisches Indien 2

Die Welt der neun Planeten

IBSN 978-3-95652-205-5, Din A5, Pb., 72 Seiten, 33 Farbfotos, **€ 8,90**

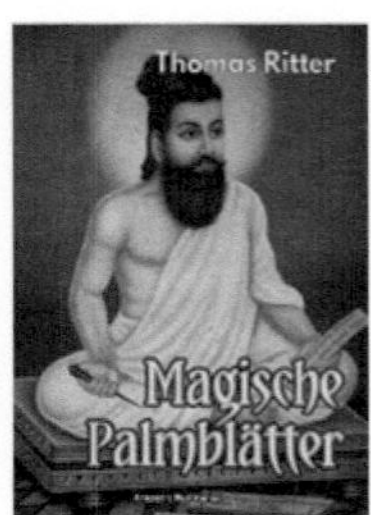

Thomas Ritter

Magische Palmblätter

IBSN 978-3-95652-300-7, Din A5, Pb,
80 Seiten, 21 farbige Abbildungen,
€ 9,50

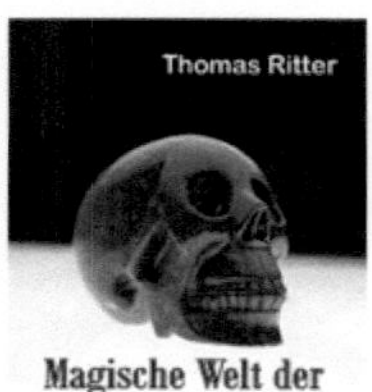

Thomas Ritter

Magische Welt der Kristallschädel

IBSN 978-3-95652-161-1, Din A5, Pb,
67 Seiten, 16 Farbfotos, **€ 8,90**

Unsere Geschichte ist voller Rätsel –
Wir wollen helfen, sie zu lösen !

Bücher und Informationen zu den Themenkreisen Archäologische Rätsel dieser Welt, Paläo-SETI, Grenzwissenschaften, Sagen und Mythen.

Fordern Sie einfach *kostenlose* weitere Informationen an – per Postkarte, Fax, Telefon oder eMail beim

Ancient Mail Verlag • Werner Betz
Europaring 57, D-64521 Groß-Gerau
Tel. (00 49) 61 52 / 5 43 75, Fax (00 49) 61 52 / 94 91 82
eMail: ancientmail@t-online.de
www.ancientmail.de